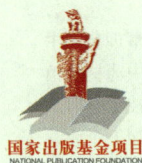

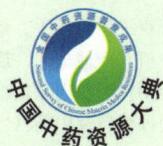

中国中药资源大典
——中药材系列

中药材生产加工适宜技术丛书
中药材产业扶贫计划

肉苁蓉生产加工适宜技术

总 主 编　黄璐琦

主　　编　朱田田

副 主 编　李万明　晋　玲

中国医药科技出版社

内 容 提 要

《中药材生产加工适宜技术丛书》以全国第四次中药资源普查工作为抓手，系统整理我国中药材栽培加工的传统及特色技术，旨在科学指导、普及中药材种植及产地加工，规范中药材种植产业。本书为肉苁蓉生产加工适宜技术，包括：概述、肉苁蓉药用资源、肉苁蓉栽培技术、肉苁蓉药材质量评价、肉苁蓉现代研究与应用等内容。本书适合中药种植户及中药材生产加工企业参考使用。

图书在版编目（CIP）数据

肉苁蓉生产加工适宜技术 / 朱田田主编 . — 北京：中国医药科技出版社，2018.3

（中国中药资源大典 . 中药材系列 . 中药材生产加工适宜技术丛书）

ISBN 978-7-5067-9686-6

Ⅰ . ①肉… Ⅱ . ①朱… Ⅲ . ①肉苁蓉—中药加工 Ⅳ . ① R282.71

中国版本图书馆 CIP 数据核字（2018）第 265058 号

美术编辑　陈君杞
版式设计　锋尚设计

出版　中国医药科技出版社
地址　北京市海淀区文慧园北路甲 22 号
邮编　100082
电话　发行：010-62227427　邮购：010-62236938
网址　www.cmstp.com
规格　710×1000mm　¹/₁₆
印张　8
字数　70 千字
版次　2018 年 3 月第 1 版
印次　2018 年 3 月第 1 次印刷
印刷　北京盛通印刷股份有限公司
经销　全国各地新华书店
书号　ISBN 978-7-5067-9686-6
定价　24.00 元

版权所有　盗版必究
举报电话：010-62228771
本社图书如存在印装质量问题请与本社联系调换

中药材生产加工适宜技术丛书

—— 编委会 ——

总 主 编 黄璐琦

副 主 编 （按姓氏笔画排序）

王晓琴	王惠珍	韦荣昌	韦树根	左应梅	叩根来
白吉庆	吕惠珍	朱田田	乔永刚	刘根喜	闫敬来
江维克	李石清	李青苗	李旻辉	李晓琳	杨 野
杨天梅	杨太新	杨绍兵	杨美权	杨维泽	肖承鸿
吴 萍	张 美	张 强	张水寒	张亚玉	张金渝
张春红	张春椿	陈乃富	陈铁柱	陈清平	陈随清
范世明	范慧艳	周 涛	郑玉光	赵云生	赵军宁
胡 平	胡本详	俞 冰	袁 强	晋 玲	贾守宁
夏燕莉	郭兰萍	郭俊霞	葛淑俊	温春秀	谢晓亮
蔡子平	滕训辉	瞿显友			

编 委 （按姓氏笔画排序）

王利丽	付金娥	刘大会	刘灵娣	刘峰华	刘爱朋
许 亮	严 辉	苏秀红	杜 弢	李 锋	李万明
李军茹	李效贤	李隆云	杨 光	杨晶凡	汪 娟
张 娜	张 婷	张小波	张水利	张顺捷	林树坤
周先建	赵 峰	胡忠庆	钟 灿	黄雪彦	彭 励
韩邦兴	程 蒙	谢 景	谢小龙	雷振宏	

学术秘书 程 蒙

本书编委会

主　编　朱田田

副主编　李万明　晋　玲

编写人员　（按姓氏笔画排序）

马晓辉（甘肃中医药大学）

卢有媛（南京中医药大学）

刘　立（甘肃中医药大学）

何微微（甘肃中医药大学）

俞兆程（武威市环境保护监测站）

黄得栋（甘肃中医药大学）

韩多红（河西学院）

序

我国是最早开始药用植物人工栽培的国家，中药材使用栽培历史悠久。目前，中药材生产技术较为成熟的品种有200余种。我国劳动人民在长期实践中积累了丰富的中药种植管理经验，形成了一系列实用、有特色的栽培加工方法。这些源于民间、简单实用的中药材生产加工适宜技术，被药农广泛接受。这些技术多为实践中的有效经验，经过长期实践，兼具经济性和可操作性，也带有鲜明的地方特色，是中药资源发展的宝贵财富和有力支撑。

基层中药材生产加工适宜技术也存在技术水平、操作规范、生产效果参差不齐问题，研究基础也较薄弱；受限于信息渠道相对闭塞，技术交流和推广不广泛，效率和效益也不很高。这些问题导致许多中药材生产加工技术只在较小范围内使用，不利于价值发挥，也不利于技术提升。因此，中药材生产加工适宜技术的收集、汇总工作显得更加重要，并且需要搭建沟通、传播平台，引入科研力量，结合现代科学技术手段，开展适宜技术研究论证与开发升级，在此基础上进行推广，使其优势技术得到充分的发挥与应用。

《中药材生产加工适宜技术》系列丛书正是在这样的背景下组织编撰的。该书以我院中药资源中心专家为主体，他们以中药资源动态监测信息和技术服务体系的工作为基础，编写整理了百余种常用大宗中药材的生产加工适宜技术。全书从中药材的种植、采收、加工等方面进行介绍，指导中药材生产，旨在促进中药资源的可持续发展，提高中药资源利用效率，保护生物多样性和生态环境，推进生态文明建设。

丛书的出版有利于促进中药种植技术的提升，对改善中药材的生产方式，促进中药资源产业发展，促进中药材规范化种植，提升中药材质量具有指导意义。本书适合中药栽培专业学生及基层药农阅读，也希望编写组广泛听取吸纳药农宝贵经验，不断丰富技术内容。

书将付梓，先睹为悦，谨以上言，以斯充序。

中国中医科学院 院长

中 国 工 程 院 院 士　张伯礼

丁酉秋于东直门

总 前 言

中药材是中医药事业传承和发展的物质基础，是关系国计民生的战略性资源。中药材保护和发展得到了党中央、国务院的高度重视，一系列促进中药材发展的法律规划的颁布，如《中华人民共和国中医药法》的颁布，为野生资源保护和中药材规范化种植养殖提供了法律依据；《中医药发展战略规划纲要（2016—2030年）》提出推进"中药材规范化种植养殖"战略布局；《中药材保护和发展规划（2015—2020年）》对我国中药材资源保护和中药材产业发展进行了全面部署。

中药材生产和加工是中药产业发展的"第一关"，对保证中药供给和质量安全起着最为关键的作用。影响中药材质量的问题也最为复杂，存在种源、环境因子、种植技术、加工工艺等多个环节影响，是我国中医药管理的重点和难点。多数中药材规模化种植历史不超过30年，所积累的生产经验和研究资料严重不足。中药材科学种植还需要大量的研究和长期的实践。

中药材质量上存在特殊性，不能单纯考虑产量问题，不能简单复制农业经验。中药材生产必须强调道地药材，需要优良的品种遗传，特定的生态环境条件和适宜的栽培加工技术。为了推动中药材生产现代化，我与我的团队承担了农业部现代农业产业技术体系"中药材产业技术体系"建设任务。结合国家中医药管理局建立的全国中药资源动态监测体系，致力于收集、整理中药材生产加工适宜技术。这些适宜技术限于信息沟通渠道闭塞，并未能得到很好的推广和应用。

本丛书在第四次全国中药资源普查试点工作的基础下，历时三年，从药用资源分布、栽培技术、特色适宜技术、药材质量、现代应用与研究五个方面系统收集、整理了近百个品种全国范围内二十年来的生产加工适宜技术。这些适宜技术多源于基层，简单实用、被老百姓广泛接受，且经过长期实践、能够充分利用土地或其他资源。一些适宜技术尤其适用于经济欠发达的偏远地区和生态脆弱区的中药材栽培，这些地方农民收入来源较少，适宜技术推广有助于该地区实现精准扶贫。一些适宜技术提供了中药材生产的机械化解决方案，或者解决珍稀濒危资源繁育问题，为中药资源绿色可持续发展提供技术支持。

本套丛书以品种分册，参与编写的作者均为第四次全国中药资源普查中各省中药原料质量监测和技术服务中心的主任或一线专家、具有丰富种植经验的中药农业专家。在编写过程中，专家们查阅大量文献资料结合普查及自身经验，几经会议讨论，数易其稿。书稿完成后，我们又组织药用植物专家、农学家对书中所涉及植物分类检索表、农业病虫害及用药等内容进行审核确定，最终形成《中药材生产加工适宜技术》系列丛书。

在此，感谢各承担单位和审稿专家严谨、认真的工作，使得本套丛书最终付梓。希望本套丛书的出版，能对正在进行中药农业生产的地区及从业人员，有一些切实的参考价值；对规范和建立统一的中药材种植、采收、加工及检验的质量标准有一点实际的推动。

2017年11月24日

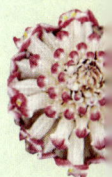

3

前　言

肉苁蓉为列当科（Orobanchaceae）肉苁蓉属（*Cistanche*）植物肉苁蓉 *Cistanche deserticola* Y. C. Ma.和管花肉苁蓉 *Cistanche tubulosa* (Schenk) Wight的干燥带鳞叶肉质茎，为著名的补益中药，具有补肾阳、益精血、润肠通便等功效，素有"沙漠人参"的美誉。目前，由国家食品药品监督管理总局批准含有肉苁蓉为原料的国产和进口保健食品分别有46种和2种，其保健功能主要为增强免疫力、抗疲劳和延缓衰老等。此外，肉苁蓉为荒漠地区寄生植物，其寄主为防风固沙植物梭梭、柽柳属植物等，大规模种植肉苁蓉有利于沙漠治理和土壤改善。

肉苁蓉属植物全世界约22种，分布于北半球温暖的沙漠、荒漠等干燥地带。我国肉苁蓉属植物有4种1变种，分别为荒漠肉苁蓉，主产于内蒙古、宁夏、甘肃、新疆和青海；管花肉苁蓉，主产于新疆；盐生肉苁蓉 *Cistanche salsa*（C. A. Mey.）G. Beck，主产于内蒙古、陕西、宁夏、甘肃、新疆和青海；沙苁蓉 *Cistanche sinensis* G. Beck，主产于内蒙古、宁夏和甘肃；白花盐苁蓉 *Cistanch esalsa* var. albiflora P. F. Tu et Z. C. Lou，主产于宁夏盐池荒漠区盐湖附近，为盐生肉苁蓉的一个变种。

近年来，由于国内外市场的巨大需求导致野生肉苁蓉资源濒危，国家鼓励通过人工种植肉苁蓉以满足市场需求，目前已有超过3000万亩的种植和野生保护规模。但肉苁蓉种植及产地初加工技术操作规范尚不完善，影响了肉苁蓉的经济和生态价

值。鉴于此，本书从肉苁蓉的植物形态特质、生物学特性、地理分布及生态适宜性

分布区划等方面概述了肉苁蓉的药用资源现状；并着重介绍了肉苁蓉种子繁育、种

植、采收与产地加工等适宜技术；通过本草考证与道地沿革、药典标准、质量评价

三方面对其药材质量进行论述；最后从化学成分、药理研究等方面对肉苁蓉现代研

究与应用进行整理，以期使本书成为在提高肉苁蓉产量和保证其药材质量方面，具

有一定学术价值和实用价值的科技专著。

　　本书编写时间仓促，编辑人员水平有限，定有诸多不足之处，诚望广大读者批

评指正！

编者

2017年10月

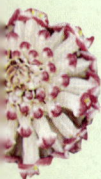

目 录

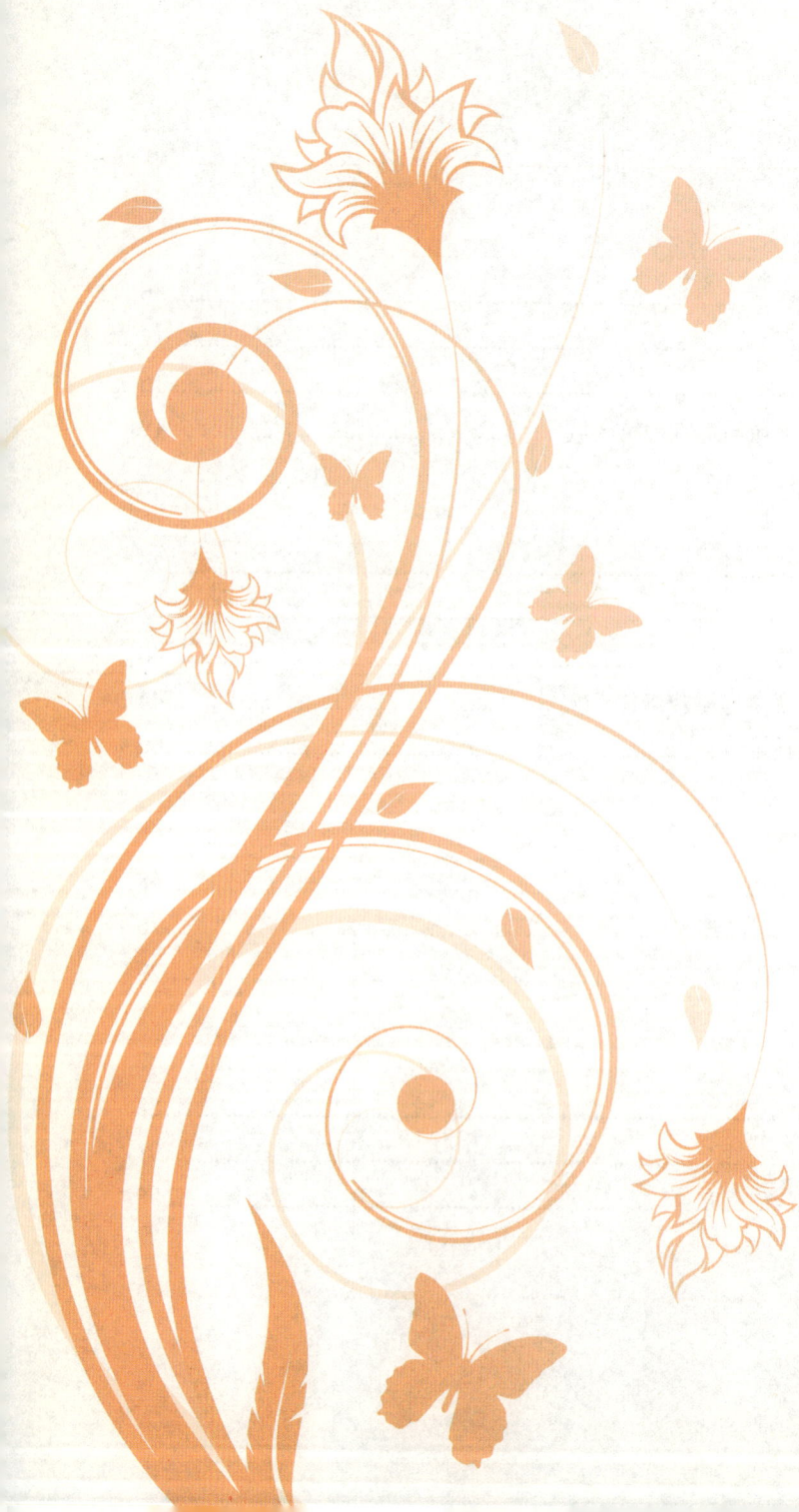

第1章

概　述

肉苁蓉始载于《神农本草经》，列为上品，在我国已有2000多年的药用历史，具有补肾阳、益精血、润肠通便等功效，用于肾阳不足、精血亏虚、阳痿不孕、腰膝酸软、筋骨无力、肠燥便秘，为历代使用频度最高的补肾阳药物。肉苁蓉自古便是珍贵的药用兼食用物种，素有"沙漠人参"和"药中珍品"的美誉，其食疗历史可追溯至南北朝《本草经集注》，常与羊肉或羊肾作羹以补虚乏，由肉苁蓉制作成的茶和酒在中国、日本以及东南亚保健品市场上倍受欢迎。目前，由国家食品药品监督管理总局批准含有肉苁蓉为原料的国产和进口保健食品分别有46种和2种，其保健功能主要为增强免疫力、抗疲劳和延缓衰老。此外，肉苁蓉为荒漠地区的寄生植物，其寄主为防风固沙植物梭梭、柽柳属植物等，大规模种植肉苁蓉有利于沙漠治理和土壤改善。

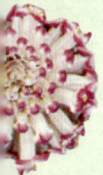

肉苁蓉属植物全世界约22种，分布于北半球温暖的沙漠、荒漠等干燥地带。目前国内学者普遍认为我国肉苁蓉属植物有4种1变种，分别为荒漠肉苁蓉（*Cistanche deserticola* Y. C. Ma），该种在《中国植物志》和《中国药典》中都称为肉苁蓉，为了避免与肉苁蓉药材的名称相混淆，一般将其命名为荒漠肉苁蓉，主产于内蒙古、宁夏、甘肃、新疆和青海；管花肉苁蓉（*Cistanche tubulosa*（Schenk）Wight），主产于新疆；盐生肉苁蓉（*Cistanche salsa*（C. A. Mey.）G. Beck），主产于内蒙古、陕西、宁夏、甘肃、新疆和青海；沙苁蓉（*Cistanche sinensis* G. Beck），主产于内蒙古、宁夏和甘肃；白花盐苁蓉（*Cistanche salsa* var. *albiflora* P. F. Tu et Z. C. Lou），主产于宁夏盐池荒漠区盐湖附近，为盐生肉苁蓉的一个变种。2005年版之前《中国药典》，肉苁蓉药材的原植物来源仅为列当科肉苁蓉 *C. deserticola* Y. C. Ma，2005年版《中国药典》新增列当科管花肉苁蓉 *C. tubulosa*（Schenk）Wight作"肉苁蓉"入药。2015年版《中国药典》规定肉苁蓉药材为列当科植物肉苁蓉 *C. deserticola* Y. C. Ma或管花肉苁蓉 *C. tubulosa*（Schenk）Wight的干燥带鳞叶的肉质茎。

近年来，由于国内外市场的巨大需求导致野生肉苁蓉资源濒危，2001年野生荒漠肉苁蓉被列入《濒危野生动植物种国际贸易公约》附录Ⅱ，禁止采挖、销售和国际贸易。国家鼓励通过人工种植肉苁蓉以满足市场需求，目前已有超过3000万亩的种植和野生保护规模。1988年在内蒙古阿拉善盟荒漠肉苁蓉引种栽培试验首次成功，如今其种植面积已超过120万亩。经过近三十年的探索，目前我国适宜种植肉苁蓉的西北干旱地区已建成了以内蒙古、新疆、宁夏、甘肃和青海为主的多个肉苁蓉种植基地，而适宜的生产加工技术既可以提高肉苁蓉产量，又能保证药材质量，应为药材生产所提倡。

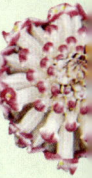

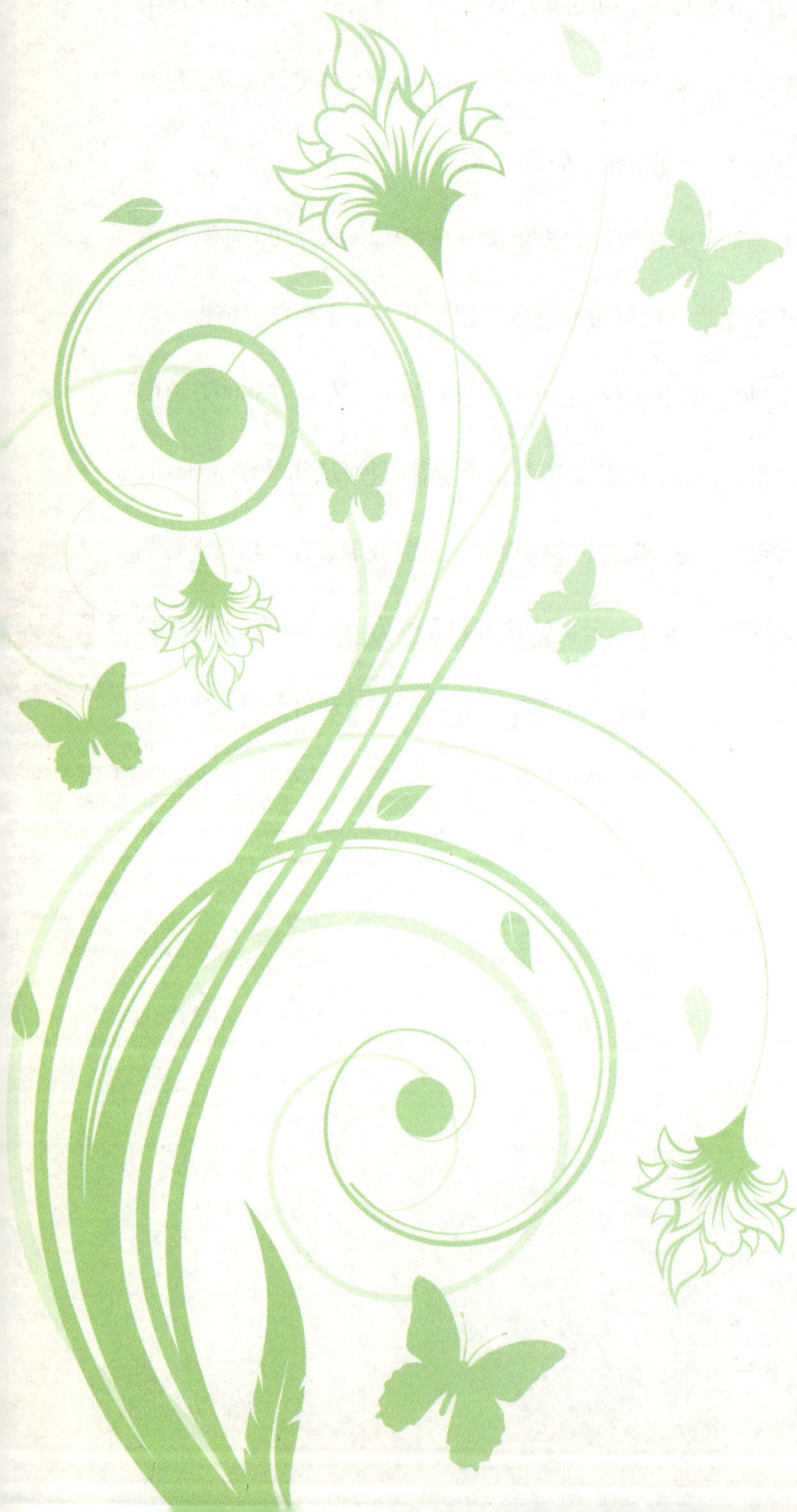

第2章

肉苁蓉药用资源

一、形态特征与分类检索

肉苁蓉为列当科（Orobanchaceae）肉苁蓉属（*Cistanche*）植物肉苁蓉 *Cistanche deserticola* Y. C. Ma 和管花肉苁蓉*Cistanche tubulosa*（Schenk）Wight 的干燥带鳞叶肉质茎。

（一）植物形态特征

1. 肉苁蓉*Cistanche deserticola* Y. C. Ma

多年生高大草本，高40～160cm，大部分地下生。茎不分枝或自基部分2～4枝，下部直径5～10（～15）cm，向上渐变细，直径2～5cm。叶宽卵形或三角状卵形，长0.5～1.5cm，宽1～2cm，茎下部叶紧密，上部较稀疏并变狭，披针形或窄披针形，长2～4cm，宽0.5～1cm，无毛。花序穗状，长15～50cm，直径4～7cm；花序下半部或全部苞片较长，与花冠等长或稍长，卵状披针形、披针形或线状披针形，连同小苞片和花冠裂片外面及边缘疏被柔毛或近无毛；小苞片2枚，卵状披针形或披针形，与花萼等长或稍长。花萼钟状，长1～1.5cm，顶端5浅裂，裂片近圆形，长2.5～4mm，宽3～5mm。花冠筒状钟形，长3～4cm，顶端5裂，裂片近半圆形，长4～6mm，宽0.6～1cm，边缘常稍外卷，颜色有变异，淡黄白色或淡紫色，干后常变棕褐色。雄蕊4枚，花丝着生于距筒基部5～6mm处，长1.5～2.5cm，基部被皱曲长柔毛，花药长卵形，长3.5～4.5mm，密被长柔毛，基部有骤尖头。子房椭圆形，长约1cm，基部有蜜腺，花柱比雄蕊稍长，无毛，柱头近球形。蒴果卵球形，长1.5～2.7cm，直径

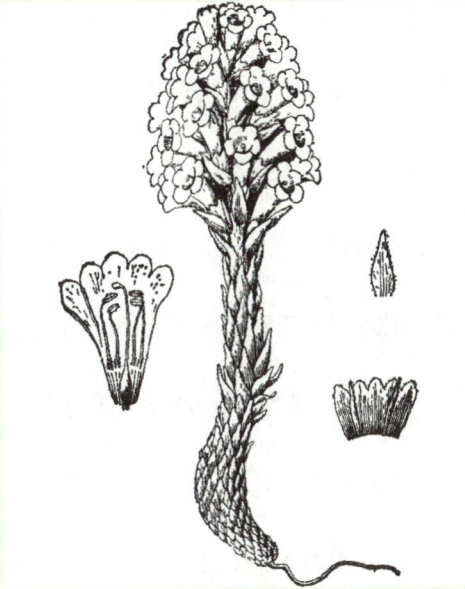

图2-1　肉苁蓉植株形态

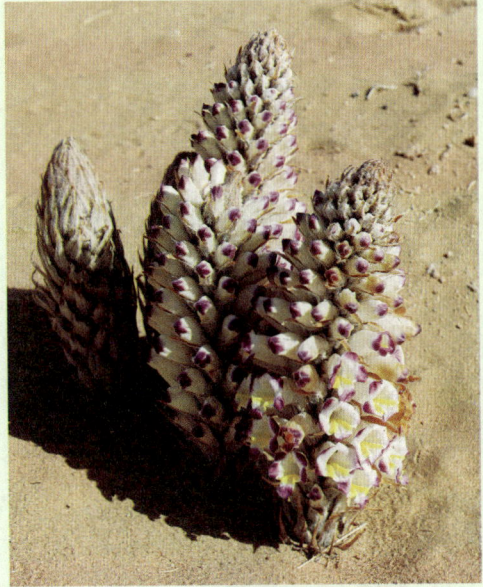

图2-2　肉苁蓉实物

1.3～1.4cm，顶端常具宿存的花柱，2瓣开裂。种子椭圆形或近卵形，长0.6～1mm，外面网状，有光泽。花期5～6月，果期6～8月（图2-1和图2-2）。

2. 管花肉苁蓉 Cistanche tubulosa（Schenk）Wight

高大草本植物，高60～100cm，大部分地下生，地上部分高30～35cm。茎不分枝，基部直径3～4cm，地上部分高30～35cm。茎不分枝，基部直径3～4cm。叶乳白色，干后变褐色，三角形，长2～3cm，宽约5mm，生于茎上部的渐狭为三角状披针形或披针形。穗状花序，长12～18cm，直径5～6cm；苞片长圆状披针形或卵状披针形，长2～2.7cm，宽5～6.5mm，边缘被柔毛，两面无毛；小苞片2枚，线状披针形或匙形，长1.5～1.7cm，宽2.5mm，近无毛。花萼筒状，长1.5～1.8cm，顶端5裂至近中部，裂片与花冠筒部一样，乳白色，干后变黄白色，近等大，长卵状三角形或披针形，

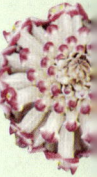

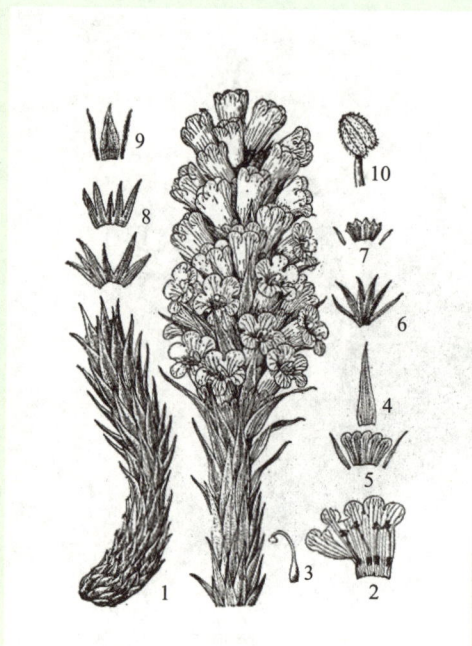

图2-3 管花肉苁蓉植株形态

1-5. 肉苁蓉 *Cistanche deserticola* Y. C. Ma: 1. 植株、2. 花冠展开、3. 雌蕊、4.苞片、5. 花萼展开及小苞片。6. 沙苁蓉 *C. sinensis* G. Beck: 花萼展开及小苞片。7. 盐生肉苁蓉 *C. salsa* (C. A. Mey.) G. Beck: 花萼展开及小苞片。8-9. 兰州肉苁蓉 *C. lanzhouensis* Z. Y. Zhang: 8. 花萼展开、9. 苞片及小苞片。10. 管花肉苁蓉 *C. tubulosa* (Schenk) Wight: 雄蕊。（王金凤绘）

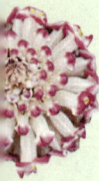

图2-4 管花肉苁蓉实物图

长0.6～1cm，宽2.5～3mm。花冠筒状漏斗形，长4cm，顶端5裂，裂片在花蕾时带紫色，干后变棕褐色，近等大，近圆形，长8mm，宽1cm，两面无毛。雄蕊4枚，花丝着生于距筒基部7～8mm处，长1.5～1.7cm，基部膨大并密被黄白色长柔毛，花药卵形，长4～6mm，密被黄白色长柔毛，基部钝圆，不具小尖头。子房长卵形，花柱长2.2～2.5cm，柱头扁圆球形，2浅裂。蒴果长圆形，长1～1.2cm，直径7mm。种子多数，近圆形，干后变黑褐色，外面网状。花期5～6月，果期7～8月（图2-3和图2-4）。

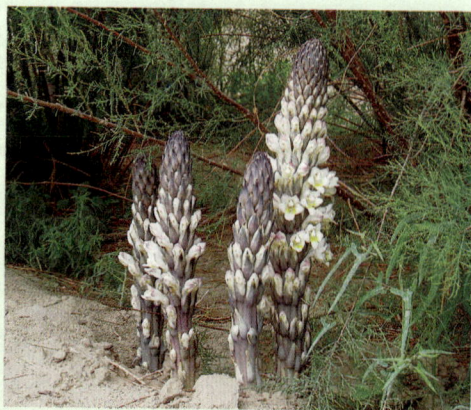

（二）肉苁蓉属植物检索表

肉苁蓉植物为多年生寄生草本。茎肉质，圆柱状，常不分枝，少有自基部分2～3枝。叶鳞片状，在茎上螺旋状排列。穗状花序顶生茎端，具多数花；苞片1枚；小苞片2枚，稀无。花萼筒状或钟状，顶端5浅裂，少有斗深裂或5深裂，裂片常等大，稀不等大。花冠筒状钟形或漏斗状，顶端5裂，裂片近等大。雄蕊4枚，2强，着生于花冠筒上，花药2室，均发育，等大，常被柔毛。子房上位，1室，侧膜胎座4（稀6或2），花柱细长，柱头近球形，稀稍2浅裂。葫果卵球形或近球形，2瓣裂，少有3瓣裂，常具宿存柱头。种子多数，极细小，近球形，表面网状。

本属约有20种，分布于欧、亚洲温暖的干燥地区，自欧洲的伊比利亚半岛，经非洲北部、亚洲的阿拉伯半岛、伊朗、阿富汗、巴基斯坦、印度北部，到我国西北部、中亚地区和蒙古。我国有肉苁蓉属植物5种，分布于内蒙古、宁夏、甘肃及新疆等地。荒漠肉苁蓉和管花肉苁蓉为中药肉苁蓉的法定基原植物，盐生肉苁蓉在宁夏、新疆等地也作为肉苁蓉使用。

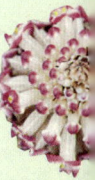

肉苁蓉基原植物分类检索表

1 花萼钟状，4～5深裂，裂片线形或长圆状披针形，先端渐尖；花冠筒近基部雄蕊着生处有一圈长柔毛。

2 花萼4深裂，裂片几等大；花冠裂片干后常变墨蓝色……………………………………

……………………………………… **1. 沙苁蓉*Cistanche sinensis* G. Beck**

2 花萼5深裂，裂片不等大，后面的中间1枚裂片最小，两侧的裂片最大，裂片上部有时又再2齿裂或2浅裂；花冠裂片干后常变浅褐黄色 ……………………………

……………………………………… **2. 兰州肉苁蓉*Cistanche lanzhouensis* Z. Y. Zhang**

1 花萼筒状或钟状，顶端5裂，裂片卵形、半圆形或近圆形，顶端钝，极稀渐尖；花冠筒内近基部无一圈长柔毛，仅花丝基部被长柔毛。

3 药室基部钝圆，不具小尖头。

4 花萼5裂至近中部，裂片长卵状三角形或披针形；花药卵形或长圆形，长4~5mm；常寄生于柽柳属*Tamarix* L.植物根上 …………………………………………………………… **3. 管花肉苁蓉*Cistanche tubulosa* (Schenk) Wight**

4 花萼5深裂，萼裂片长圆形或卵圆形，边缘多少膜质；花药椭圆形，长约6mm；花冠玫瑰红带白色 …………………… **4. 蒙古肉苁蓉*Cistanche mongolica* Beck**

3 药室基部具小尖头。

5 花序下半部或全部苞片较长，线状披针形或披针形，与花等长或稍长于花冠；花萼长度约为花冠长的1/2；花冠筒淡黄白色，裂片颜色有变异，淡黄白色，淡紫色或边缘紫色，干后常变棕褐色；常寄生在梭梭属*Haloxylon* Bunge植物根部 …………………………………………………… **5. 肉苁蓉*Cistanche deserticola* Ma**

5 花序全部苞片短于花冠，卵状披针形，长度约为花的1/2；花萼长度约为花的1/3；花冠筒淡黄白色，裂片紫色或淡紫色，干后常保持原色不变；寄主有盐爪爪属*Kalidium* Moq.植物等 … **6. 盐生肉苁蓉*Cistanche salsa* (C. A. Mey.) G. Beck**

（三）肉苁蓉种质资源及常见混淆品、伪品

从1990年开始，屠鹏飞等对中国肉苁蓉属植物的分布区内蒙古、宁夏、甘肃、新疆开展了资源调查，对我国先后发表的肉苁蓉属10多个有效种名进行了整理和归

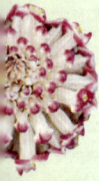

属，1992年基本上查明了我国肉苁蓉属植物的种类、分布及其资源状况，发现文献发表的兰州肉苁蓉*C. lanzhouensis* Z. Y. Zhang、宁夏肉苁蓉*C. ningxiaensis* D. Z. Ma et J. A. Duan实际上就是沙苁蓉*C. sinensis* G. Beck；马琴等报道的肉苁蓉——新变种扇形肉苁蓉*Cistanche deserticola* Ma var. *flabellata* R. Cao & Q. Ma，实际上是生长在硬化砂质土壤或黏质土壤的肉苁蓉（即荒漠肉苁蓉），其肉质茎被挤压成各种形状（如扇形）而成，并非新的变种。明确我国有肉苁蓉属植物4种1变种，分别为：

1. 荒漠肉苁蓉（*Cistanche deserticola* Y. C. Ma）

商品名称梭梭大芸，该种在《中国植物志》和《中国药典》中都称为肉苁蓉，为了避免与肉苁蓉药材的名称相混淆，一般将其命名为荒漠肉苁蓉。因其砂厚，出土时间较长，植株常较粗大，有的单株鲜重为15kg以上，传统认为质量最佳。

2. 管花肉苁蓉（*Cistanche tubulosa*（Schenk）Wight）

商品名称红柳大芸，该种新增列于2005年版《中国药典》中，为目前肉苁蓉属植物中野生资源最丰富、产量最大的种，同时也是最易于发展大规模栽培的种。

3. 盐生肉苁蓉（*Cistanche salsa*（C. A. Mey.）G. Beck）

商品名称盐生大芸（白刺大芸），该种可以代替肉苁蓉正品使用或两者混用，与正品肉苁蓉相比而言，盐生肉苁蓉表皮呈黄褐色，质地坚硬无柔性，横切面有淡棕色维管束，排列为菊花状纹，气微、味微咸苦（图2-5）。

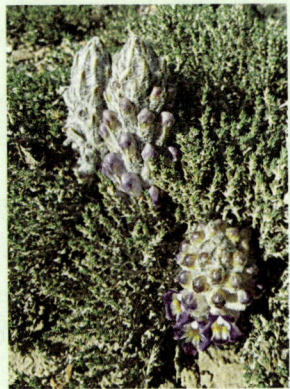

图2-5　盐生肉苁蓉

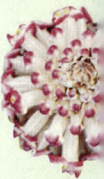

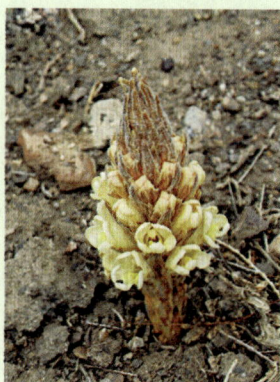

图2-6 沙苁蓉

4. 沙苁蓉（*Cistanche sinensis* G. Beck）

该种因数量稀少，植株纤细，多不作药用，仅在民间作肉苁蓉入药（图2-6）。

5. 白花盐苁蓉（*Cistanche salsa* var. *albiflora* P. F. Tu et Z. C. Lou）

为盐生肉苁蓉的一个变种。与原变种的区别在于茎上部及花序轴为白色；苞片长11～17mm，宽4～6mm，外面无毛，边缘被长柔毛；花萼长9～12mm，裂片边缘无毛，苞片、小苞片、花萼均为白色；花冠裂片白色。可代替原变种入药。

2015年版《中国药典》规定肉苁蓉药材为列当科植物肉苁蓉*C. deserticola*或管花肉苁蓉*C. tubulosa*的干燥带鳞叶的肉质茎。近年来，由于药源紧缺，市场上时有盐生肉苁蓉*C. salsa*作为替代品出现。除此之外，历代肉苁蓉的代用品还有列当*Orobanche coerulescens* Steph.、锁阳*Cynomorium songaricum* Rupr.、草苁蓉*Boschniakia rossica*（Cham. et Schlecht.）B. Fedtsch.等植物的茎。

二、生物学特性

（一）生态习性

肉苁蓉*C. deserticola*是我国西北特有的多年生肉质寄生草本植物，生于有梭梭的荒漠草原带和荒漠区，海拔225～1150m，其野生适宜的生长环境与梭梭基本相同，喜生于轻度盐渍化的松软沙地上，一般生长在沙地或半固定沙丘、干涸老河床、湖盆低地。适宜生长区一般气候干旱、降雨量较少、蒸发量大、日照时间长，积温高、昼夜温差大、年平均气温在0～10℃，年降水量在250mm以下，土壤以灰棕漠土、棕漠土等为主。人工栽培的肉苁蓉和扶壮寄主植物均需要适时补充水分和养分。

管花肉苁蓉C. tubulosa生长于海拔1200m的砾石质戈壁滩、沙丘边缘及沙漠地区中水分较充足的柽柳丛中，在我国仅分布于新疆，以塔克拉玛干沙漠周围一些地区分布较多。管花肉苁蓉喜光照充足，对温度要求较为严格，过高或过低都将抑制其生长，在0℃左右的土壤里影响不大。其生长适应的温度为5～28℃，生长发育最适气温为15～25℃，地温为10～20℃。水分来源主要通过寄主红柳获取，在土壤含水量1.7%～3%的环境中仍能正常生长发育，入冬时土壤含水量应维持在10%以下，避免造成冻害。适宜通透性、渗水性良好的砂质壤土，地下水位3～8m，pH值8～9，对土壤有机质含量要求不高。

（二）种子特性

肉苁蓉C. deserticola的果实为蒴果，一般于6月中旬至7月初成熟，从开花到蒴果成熟一般需要2个月。肉苁蓉蒴果有1000～2000粒种子，种子极细小、近球形、黑褐色有光泽、具网状纹饰，千粒重为0.05～0.12g。肉苁蓉种子极小，寿命长，具有未成熟未分化球形胚，无胚根、胚芽及子叶的分化，有胚乳，存在着发芽抑制物质，属于综合型生理休眠，一般条件下很难萌发，其种子特性与其在荒漠特殊生境下的生长相适应。

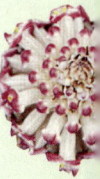

管花肉苁蓉 *C. tubulosa* 果实为蒴果，成熟时蒴果开裂散出极细小的种子，千粒重约0.060g，肉眼无法看清，蜂窠状的种皮吸水力和保水力强，种子尖端的种孔结构较不规则，其肋状物不明显以利于吸水，种孔作为萌发时吸水的通道将种皮吸收的水分更快的运至种仁，是管花肉苁蓉长期生长在沙漠干旱地区适应环境的表现，管花肉苁蓉多数种子只有胚乳而不含胚，不含胚的种子不但没有活力而且是不能萌发的，这可能是管花肉苁蓉种子活力低乃至萌发率低的原因之一。管花肉苁蓉种子不接触寄主柽柳根，可独立萌发，寄生过程包括种子萌发长出芽管，接触寄主根形成吸器并侵入寄主根，管花肉苁蓉幼体3个阶段。

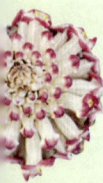

总之，由于肉苁蓉属特殊的寄生生物学特性，种子具有深休眠特性，种子成熟的种胚为球形原胚，无胚根、胚芽及子叶的分化。在自然环境下，肉苁蓉种子的萌发受多方面影响，只有经过胚后熟完成，在寄主分泌刺激物后才能萌发，一般要经过2个冬季种胚才能完成后熟过程。在2～5℃低温层积的条件下，可在3个月内完成种胚的形态后熟，从而提高萌发率。肉苁蓉从开花到蒴果开裂所需时间为35天，其蒴果和种子颜色在发育过程中经历了白色、褐色和黑色的转变，当肉苁蓉蒴果由褐色变为黑色时即花后30天左右为肉苁蓉种子的适宜采收期。成熟后的蒴果裂开，种子散落在沙漠中，但在自然条件下仍可保存三年有活力；若在冰箱低温干燥条件下保存，则寿命更长，但在25℃湿沙条件下贮藏，存活力则会下降。

（三）生长发育规律

肉苁蓉具有地下生长的习性，整个漫长的营养生长过程均在地下完成，只有短暂

的生殖生长过程在地上完成，且掩埋愈深，营养生长年限愈长，单株就越大。肉苁蓉

茎的伸长速率一般为10～20cm/年。因此，一般埋深20cm，当年即可出土收获；埋深

40～50cm，收获需2～3年；70～80cm需3～4年。有流沙掩埋的地方，肉苁蓉可长到

2～3m。

　　自然条件下，肉苁蓉种子从蒴果开裂散落至地面需经历两个冬季种胚才能完成

后熟过程。散落至地面的肉苁蓉种子感受到梭梭根系分泌的萌发刺激物及吸器诱因子

信号后萌发并形成吸器，之后侵入梭梭根部并与梭梭建立起稳定的寄生关系，从而吸

取寄主梭梭的营养供自身生长，肉苁蓉在地下经过2～3年的营养生长进入生殖生长阶

段，开始出土、现蕾、开花、结实，完成整个生命周期（图2-7）和生活史。

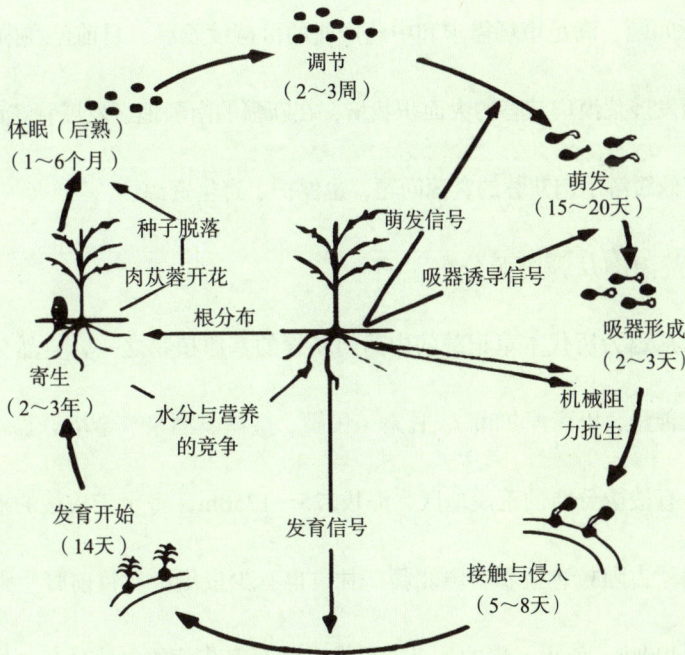

图2-7　肉苁蓉生命周期图

三、地理分布

苁蓉属植物为列当科Orobanchaceae多年生寄生草本，约有20种，分布于欧洲、亚洲温暖的干燥地区，自欧洲的伊比利亚半岛，经非洲北部、亚洲的阿拉伯半岛、伊朗、阿富汗、巴基斯坦、印度北部、中亚地区、蒙古国，到我国西北部。我国有肉苁蓉属植物4种1变种，包括荒漠肉苁蓉*C. deserticola*、管花肉苁蓉*C. tubulosa*、盐生肉苁蓉*C. salsa*、白花盐苁蓉*C. salsa* var.和沙苁蓉*C. Sinensis*，分布于内蒙古、宁夏、甘肃及新疆等地。荒漠肉苁蓉和管花肉苁蓉为中药肉苁蓉的法定基原植物，盐生肉苁蓉在宁夏、新疆等地也作为肉苁蓉使用。随着市场需求量的不断增加和长期的滥采乱挖，肉苁蓉属植物的资源锐减，特别是荒漠肉苁蓉，其野生资源已濒临枯竭。为了解决肉苁蓉的资源问题，满足市场需求和中药产业的可持续发展，目前已在内蒙古、宁夏、甘肃和新疆发展荒漠肉苁蓉的大面积栽培，在新疆的南疆地区发展管花肉苁蓉的大规模栽培，有效缓解了肉苁蓉的资源问题，也保护了野生资源。

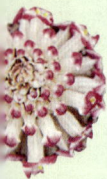

（一）荒漠肉苁蓉资源分布

荒漠肉苁蓉为历代本草记载的中药肉苁蓉的基原植物之一，自然分布于内蒙古西部（阿拉善盟、巴彦淖尔市）、甘肃（民勤、金昌、酒泉、金塔、嘉峪关）及新疆北部，生于有梭梭分布的荒漠地区，海拔225～1250m，寄生于梭梭的根部。栽培品种主产于内蒙古阿拉善盟和新疆北疆，甘肃也有少量出产。目前野生荒漠肉苁蓉的年产量约为400吨。值得一提的是，宁夏没有荒漠肉苁蓉的自然分布，过去文献记载宁夏也产荒漠肉苁蓉，是因为以前阿拉善左旗属宁夏管辖。

　　荒漠肉苁蓉的人工接种于1985年在阿拉善盟医药公司肉苁蓉栽培试验场获得成功，为最先实现人工接种的肉苁蓉属植物。目前，内蒙古阿拉善盟人工种植梭梭150多万亩，接种荒漠肉苁蓉40多万亩，年产量已达到500吨。内蒙古磴口县人工种植荒漠肉苁蓉6万多亩，年产量20多吨。宁夏永宁县栽培荒漠肉苁蓉5000多亩，年产量10多吨。新疆部分地区引种梭梭治理荒漠，接种荒漠肉苁蓉年产量20多吨。甘肃武威、民勤、酒泉等地大约栽培荒漠肉苁蓉15万亩，年产量50多吨。

（二）管花肉苁蓉资源分布

　　管花肉苁蓉自然分布于新疆南疆地区的塔克拉玛干沙漠及其周边地区，生于有柽柳属植物分布的荒漠地区，海拔800～1400m，寄生于柽柳属植物的根部，主产于新疆和田地区和巴州的且末县，塔克拉玛干沙漠周边的阿克苏地区、喀什地区、巴州的其他县也有出产。管花肉苁蓉开发利用较晚，1959年开始收购，1980年版《新疆药材标准》收载，习惯认为质量不及荒漠肉苁蓉，但资源丰富，年产量高，已在药材市场广为销售，并有出口，对于保障市场供应，减少肉苁蓉破坏起着重要作用。目前，野生管花肉苁蓉的年产量约500吨。

　　管花肉苁蓉的人工栽培起始于20世纪90年代初，因其易于接种、生长快、产量高，目前已在新疆南疆的和田、阿克苏等地区大规模栽培。目前世界上最大的管花肉苁蓉种植和原料基地拥有5000亩生产基地。

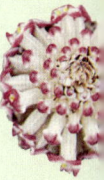

（三）盐生肉苁蓉资源分布

盐生肉苁蓉分布于内蒙古、陕西、宁夏、甘肃、新疆等省（自治区），生于荒漠草原带、荒漠区的湖盆低地及盐碱较重的地方，海拔700～2650m。该种寄主较广泛，常见的寄主有盐爪爪、细枝盐爪爪、凸尖盐爪爪、红砂、珍珠柴和囊果碱蓬等。该种植株较小，野生药材只在宁夏和新疆有少量产出，年产量约30吨。盐生肉苁蓉为历代本草记载的肉苁蓉基原植物之一，目前在宁夏、新疆等部分地区仍然作为肉苁蓉入药，由于产量很小，不成规模，因此未收入《中国药典》。

（四）沙苁蓉资源分布

沙苁蓉分布于内蒙古、宁夏、甘肃，常生于荒漠草原带及荒漠区的沙质地、砾石地或丘陵坡地，海拔1000～2240m。文献记载该种的寄主有红砂、珍珠柴、沙冬青、藏锦鸡儿、霸王、四合木、绵刺等，但在长期的调查中发现该种的寄主只有红砂。

20世纪90年代之前沙苁蓉从未有人采挖，在市场上也从未见过，但是近年来在市场上发现盐生肉苁蓉中混入少量沙苁蓉，沙苁蓉的化学成分与其他三种肉苁蓉的化学成分有明显差别，因此这种现象值得关注。

（五）白花盐苁蓉资源分布

白花盐苁蓉为盐生肉苁蓉的变种，分布于宁夏（盐池）、新疆（柴窝铺），生于荒漠区盐湖附近，寄生于珍珠柴的根部。该变种产量很小，作为盐生肉苁蓉在宁夏、新疆等地使用。

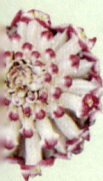

四、生态适宜性分布区域与适宜种植区域

"诸药所生，皆有境界"，揭示了药材产地适宜性及品质的关系。中药生态适宜性分布区是在研究资源所在地自然条件的空间分异规律，并按该规律对其适宜生长的区域进行划分，即属于中药生态区划范畴。作为药材，除了关注自然条件（气候、土壤、地形地貌）对其分布的影响外，品质尤为重要，适宜的种植区域除了生长条件的要求，还应涵盖药材品质要求。

（一）传统调查研究

肉苁蓉属植物主要寄生在梭梭、柽柳、盐爪爪、红砂、珍珠柴等荒漠或沙生植物的根部，主要分布在西北干旱地区，以新疆和内蒙古为主产地。《中国中药区划》一书中记载，肉苁蓉以梭梭为寄生，主要分布在阿拉善高原，全国蕴藏量以新疆最多，新疆且末、阿瓦提、民丰的资源蕴藏量在500t以上；内蒙古阿拉善右旗、乌拉特后旗、额济纳旗，新疆的乌苏、精河、皮山、察布查尔、富蕴、库车、于阳、沙雅、若羌、哈巴河、福海、库尔勒、柯坪等县（旗）资源蕴藏量在100～500t；内蒙古阿拉善左旗、新疆和丰、策勒、阜康、玛纳斯、轮台、博乐、吉木萨尔、奇台、阿勒泰、洛浦、石河子、裕民、呼图壁、巴楚、霍城、阿图什、木垒等县（市、旗）资源蕴藏量在10～100t；鄂尔多斯高原北部、河西走廊北部、柴达木盆地有零星分布。管花肉苁蓉以柽柳科多种柽柳为寄主，主要分布于塔里木盆地，以新疆南疆、东疆产量最高。

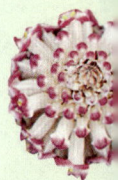

《中国中药区划》还对肉苁蓉分布及生产适宜区进行分析：新疆收购量多，但药材商品质量多样；内蒙古蕴藏量居第二，商品来源单一，质量好。根据肉苁蓉生长特点和资源分布现状，其生产适宜区为新疆北疆到内蒙古东阿拉善的准噶尔盆地和阿拉善高原等温带荒漠区，这里所产商品多是正品肉苁蓉，是优质地道药材，具有悠久的生产历史。内蒙古乌拉特后旗梭梭自然保护区、新疆甘家湖梭梭自然保护区以及内蒙古的阿拉善盟肉苁蓉肉苁蓉人工栽培实验基地等也在这一带，开展肉苁蓉野生资源保护和发展人工栽培都有一定基础，主要包括内蒙古额济纳、阿拉善右、阿拉善左、乌拉特后等旗，新疆的乌苏、精河、察布查尔、富蕴、阜康、玛纳斯、博乐、吉木萨尔、奇台、阿泰勒等地。

（二）生态适宜性及适宜种植区预测

近年来，随着科学技术的发展及多学科的交叉融合，对于肉苁蓉生态适宜性分布区域及适宜种植区域不再局限于传统的调查及研究，基于地理信息系统（GIS）具有强大空间分析功能和海量数据管理能力及最大熵模型（Maxent）、自然正交函数（EOF）、模糊物元模型等模型、已被用于肉苁蓉生态适宜性区域分布及适宜种植区域的预测。

1. 肉苁蓉

陈士林等采用中药材产地适宜性分析地理信息系统（TCMGIS）对肉苁蓉全国生态适宜性地区进行分析，基于GIS空间分析法得到肉苁蓉主要生长区域的生态因子范围为：≥10℃积温2429.0～3698.5℃；年平均气温12.5～16.0℃；1月平均气温-14.9～-7.7℃；1月最低气温-19.5℃；7月平均气温21.2～25.4℃；7月最高气温

32.0℃；年平均相对湿度36.3%～55.9%；年平均日照时数2698～3324小时，年平均

降水量88～227mm；土壤类型主要为棕钙土、灰漠土、灌漠土等。肉苁蓉生态相似

度95%～100%的主要区域见表2-1，结合肉苁蓉生物学特性、自然条件、社会经济

条件、药材主产地栽培及采收加工技术认为肉苁蓉的引种栽培区域以内蒙古、新疆、

甘肃、宁夏一带为宜。

表2-1 肉苁蓉生态相似度95%～100%主要区域

省（区）	县（市）数	主要县（市、旗）	面积/km²	比例/%
内蒙古	20	临河、杭锦后旗、五原、磴口、阿拉善右旗、额济纳旗等	306 274.6	27
新　疆	72	喀什、乌鲁木齐、库尔勒、木垒、和步等	208 856.0	13
甘　肃	25	金塔、民勤、嘉峪关、玉门、金川等	130 333.7	32
宁　夏	12	惠农、贺兰、水宁、平罗、沙坡头等	7649.0	15

注：引自《中国药材产地生态适宜性区划》

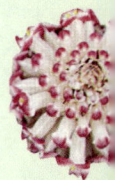

李振华等通过走访和实地调查，收集肉苁蓉野外分布信息，综合气候、地形等

相关生态因子，利用GIS技术和最大信息熵模型对阿拉善地区肉苁蓉进行适宜性区划

研究。研究结果显示，影响肉苁蓉适宜性分布的主要生态因子为植被类型、1月平均

气温、土壤亚类、昼夜温差月均值、7月平均气温、坡向、3月降水量等14个生态因子，

其适宜区集中分布在阿拉善右旗中部（包括塔木苏苏木和阿拉腾敖包镇）、阿拉善左

旗北部（包括吉兰泰镇、乌力吉苏木、苏红图苏木）以及额济纳旗的东南部（包括

古日乃苏木、温图高勒苏木–拐子湖、巴音宝格德苏木以及绿城遗址附近区域），此

外，在额济纳旗的马鬃山苏木以及清河口、石板井周边也有零散的适宜区分布。预

测结果与野外资源分布的区域基本吻合。较适宜区分布较为广泛，主要的分布区有阿拉善左旗的北部（包括吉兰泰镇、乌力吉苏木、苏红图苏木的大部分区域）、额济纳旗东南部（包括古日乃苏木大部分区域，温图高勒苏木–拐子湖与巴音宝格德苏木由西向东一线区域）、阿拉善右旗中部（包括塔木苏苏木西北部和阿拉腾敖包镇周边区域），除了上述区域外，在阿拉善左旗西北部的乌力吉苏木瑙干扎德盖、阿拉善右旗东部的阿拉腾敖包镇拜兴高勒盐湖以及南部区域的额肯呼都格镇额肯呼都格嘎查和查干通格嘎查、额济纳旗西部地区清河口周边也有零散的较适宜区域分布。

2. 管花肉苁蓉

陈士林等采用中药材产地适宜性分析地理信息系统（TCMGIS）对管花肉苁蓉全国生态适宜性地区进行分析，基于GIS空间分析法得到管花肉苁蓉主要生长区域的生态因子范围为：≥10℃积温1307.4～4303.2℃；年平均气温11.6～19.4℃；1月平均气温-14.5～-4.9℃；1月最低气温-22.8℃；7月平均气温14.9～25.5℃；7月最高气温32.9℃；年平均相对湿度39.8%～46.4%；年平均日照时数2659～2854小时，年平均降水量59～87mm；土壤类型主要为黄棕壤、棕壤、褐土等。管花肉苁蓉生态相似度95%～100%的主要区域见表2-2，结合管花肉苁蓉生物学特性、自然条件、社会经济条件、药材主产地栽培及采收加工技术认为肉苁蓉的引种栽培区域以新疆、内蒙古、甘肃、青海一带为宜。

陈君等应用TCMGIS技术，以新疆南疆和田地区管花肉苁蓉野生分布区的最适宜

表2-2　管花肉苁蓉生态相似度95%～100%主要区域

省（区）	县（市）数	主要县（市、旗）	面积/km²	比例/%
新　疆	53	和田、洛浦、民丰、于田、皮山等	593 381.0.0	36
内蒙古	18	临河、五原、杭锦后旗等	166 173.6	15
甘　肃	17	民勤、瓜州、敦煌、玉门等	53 991.4	13
青　海	5	都兰、德令哈等	12 447.5	2
宁　夏	5	惠农、平罗、大武口等	1858.2	4

注：引自《中国药材产地生态适宜性区划》

生长环境因子为依据，分析管花肉苁蓉的适宜产区及分布面积。分析结果表明，新疆、内蒙古、宁夏、甘肃、青海5省区是管花肉苁蓉适宜产区，其中最适宜产区包括新疆、内蒙古、甘肃3省区的56个县市，总面积为190 952.1km²，占所在县市总面积的11.45%，最适宜区域主要分布在新疆南疆塔里木盆地周边、塔克拉玛干沙漠边缘地带和北疆东部及甘肃西北部，向东零星扩展到内蒙古蹬口，向北到达新疆北疆的阜康、哈巴河县境内；适宜产区包含新疆、甘肃、青海3省区46个县市，总面积为41 217.37km²，占所在县市总面积的2.71%，主要分布于新疆北部及甘肃西北部各县，分布零散，东南到青海的都兰县，北到北疆的哈巴河，总面积不大；次适宜产区包含新疆、内蒙古、宁夏、甘肃4省（自治区）区56个县市，总面积为421 145.2km²，占所在县市总面积的28.38%，主要集中在新疆南疆的塔里木盆地，总面积最大，向东扩展到甘肃西北部（敦煌、玉门、安西、民勤）、内蒙古西部（阿拉善盟额济娜、右旗、左旗）和宁夏中北部（中卫、中宁、灵武、永宁、银川、平罗、陶乐、贺兰）地区。在3个级别的适宜产区中，新疆维吾尔自治区包含的县市数最多，总面积最

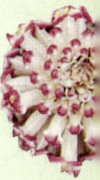

大，占全部最适宜产区总面积的87.29%、占全部适宜产区总面积的94.98%、占全部次适宜产区总面积的90.02%，其他省区依次为甘肃、内蒙古、宁夏和青海。

谢彩香等应用"中药材产地适宜性分析地理信息系统"，以新疆南疆管花肉苁蓉分布区的生态因子为依据，再次分析管花肉苁蓉在全国适宜产地。结果表明管花肉苁蓉最适宜产区只在新疆南疆塔克拉玛干沙漠边缘的27个县市，总面积为46 949km^2。其中最适宜区面积在3000km^{2}以上的县有皮山县、墨玉县、于田县、策勒县、洛浦县、巴楚县，分布有明显的区域性。提出管花肉苁蓉与其寄主植物柽柳的分布不同步，管花肉苁蓉在新疆北疆及我国其他省区种植应慎重。

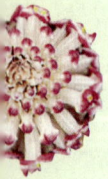

第**3**章

肉苁蓉栽培技术

一、种子繁育技术

随着肉苁蓉人工栽培面积逐年扩大，而肉苁蓉种子的唯一繁育途径是在寄生关系建立之初接种种子的有性繁殖，其自主繁殖力很低，加之肉苁蓉生产中存在着生产用种管理粗放，接种率低下、种源浪费严重问题，使得肉苁蓉种子资源日趋紧缺、价格越来越昂贵。肉苁蓉种子质量的好坏直接影响到肉苁蓉的产量和品质，通过良种繁育是实现肉苁蓉优质生产的重要保障。近年来，宁夏、新疆等地相继颁布了DB64/T 934—2013肉苁蓉种子、DB65/T 3716—2015荒漠肉苁蓉制种技术规程、DB65/T 3714—2015荒漠肉苁蓉种子生产技术规程、DB64/T 1085—2015肉苁蓉种子生产技术规程、DB65/T 3715—2015荒漠肉苁蓉种子质量分级及检验技术规程等一系列肉苁蓉种子生产地方标准，为肉苁蓉种子标准化生产、种子产量和质量提高等方面提供重要的参考价值。以下为肉苁蓉种子繁育过程中的关键技术要点。

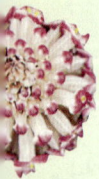

1. 植株选择

肉苁蓉生长发育所需的水分、有机营养和矿质营养全部来自寄主梭梭（图3-1），梭梭对肉苁蓉的物质供应量不仅决定着肉苁蓉的生长量，而且与肉苁蓉种子产量密切相关，随着梭梭树龄（三至六年生）的增长，肉苁蓉种子产量

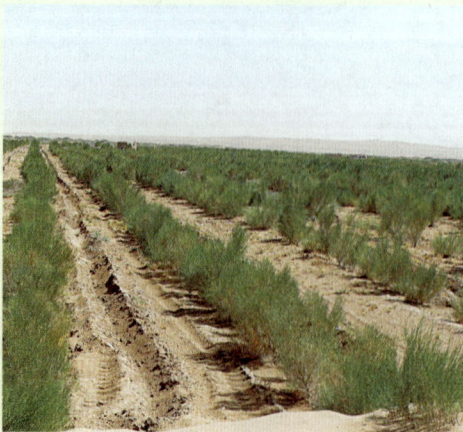

图3-1 种植肉苁蓉的寄主植物梭梭林

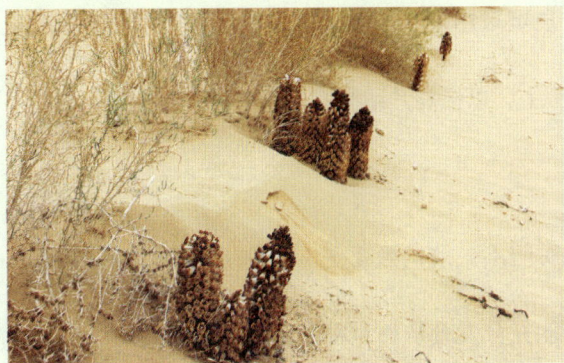

图3-2　留种的肉苁蓉穗状花序

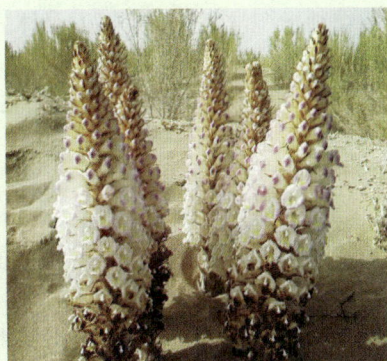

图3-3　即将成熟的肉苁蓉穗状花序

大幅度提高，单株种子产量提高了2～5倍，大幅度提高了种子质量。因此，选择五年生及以上、生长旺盛的梭梭作为寄主培育肉苁蓉留种植株最佳（图3-2和图3-3）。

春季4～5月，肉苁蓉陆续出土，若每穴出土多株肉苁蓉，可选留3～4株生长健壮植株作为种株，用于生产肉苁蓉种子，其余肉苁蓉可从穗下5～10cm处去头，保证供给种株蒴果充足的养分。

2. 人工辅助授粉

肉苁蓉是异花授粉植物，进行人工辅助授粉可以提高种子产量，其中异株异花授粉的结实率高于同株异花授粉植株。因花序长度与地中茎大小有关，因而在生产留种时，应选择自然条件下寄主生长良好，花序粗壮，小花排列紧密的植株，以20cm上长度的肉苁蓉花序最适宜作为留种植株（图3-4），并且

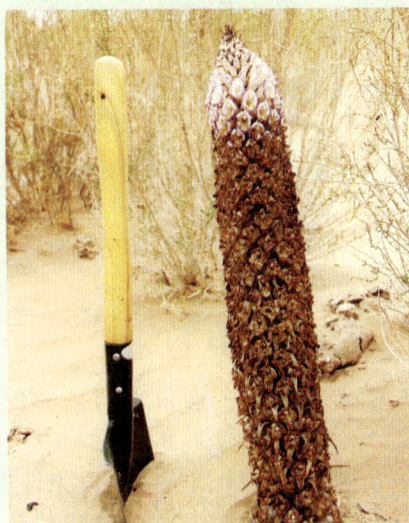

图3-4　成熟的肉苁蓉穗状花序

所结种子产量大、质量好。具体方法可采用羊脂纸袋采集花粉，然后用毛笔蘸取成熟花粉及时涂抹到其他植株花的柱头上，以提高其结实率。

3. 花序打顶

肉苁蓉为无限花序，小花开放时间不一致，当花序下部种子成熟时上部仍有单花开放。上部花序常因营养不足不能充分发育从而对种子产量和质量产生影响，下部小花开放较早，营养供应充足，能较好地结实且种子发育饱满，种子质量较好。针对无限生长花序，生产上常对其进行打顶处理，能提高肉苁蓉的种子灌浆速率和种子饱满度，提高种子质量。蕾期打顶虽能提高肉苁蓉种子质量，但由于打顶时间过早，影响肉苁蓉花序的生长，导致有效果数显著降低；盛花期打顶则过晚，已造成了肉苁蓉顶端营养的无效消耗，使种子产量和质量没有显著提高；初花期打顶虽然使单株有效果数减少，但是使营养集中供应于开放的小花，显著增加了每果重、每果种子重以及大粒种子所占比例，同时因为营养的集中供应提高了种子饱满度和萌发率，提高了种子质量，因此初花期是肉苁蓉适宜的打顶时期。打顶时将初花期的花序顶端3～5圈花掰掉，使营养物质集中供应已有的单花生长，促进早熟，提高成熟一致度，使籽粒更加充实饱满。

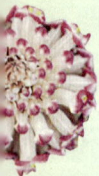

4. 采种田管理

水肥管理、病虫害防治等同大田栽培，有条件地区，在春季的3～4月份，肉苁蓉出土前应予以寄主梭梭肥水供应，保证种子灌浆需要的养分与水分（图3-5至图3-8）。

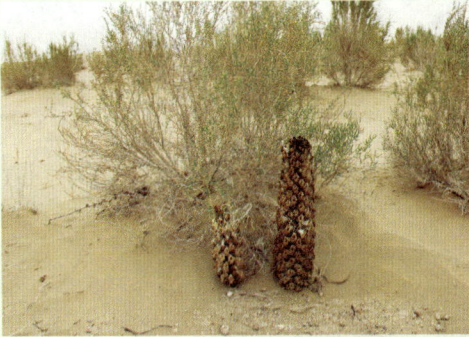

图3-5　肉苁蓉采种田

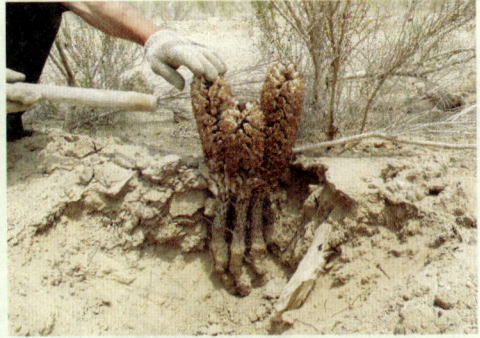

图3-6　准备收种子的肉苁蓉全株

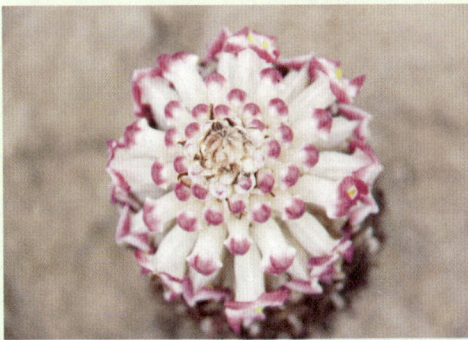

图3-7　肉苁蓉穗状花序顶部

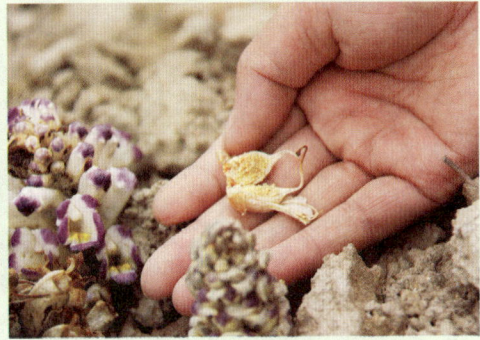

图3-8　肉苁蓉即将成熟的种子

5. 种子采收

（1）采种时间　肉苁蓉种子成熟期因不同地区、地形及不同天气年份而存在差异，一般在5月底至7月中旬成熟。在此期间，要对肉苁蓉植株进行观察，待种苞由白色渐变为淡褐色至褐色，且基部有2～3个种苞自然开裂时，及时进行采收。由于肉苁蓉花序是无限花序，种子是从基部自下而上逐渐成熟，采种时一定要抓住时机，适时采收（图3-9）。如果采收过早，中、上部种子不能够完全成熟，采收的种子秕种多，种质差；采收过晚，下部自然开裂的种苞多，散落的种子多，采种量少，造成种子浪费（图3-10）。

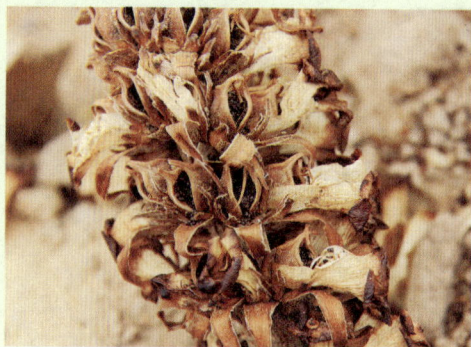

图3-9 种子成熟的穗状花序

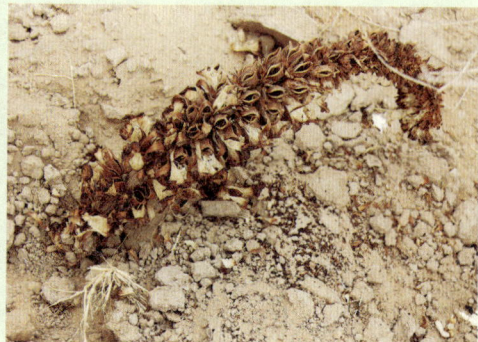

图3-10 成熟落地的穗状花序和种子

（2）采种部位 肉苁蓉花序下部的种子质量优于上部的种子，生产留种时，应选取寄主生长良好，拱土早，花序粗壮，小花排列紧密的植株，并且采收时，应去除花序顶部种子。

（3）采种方法 采种前要准备几个质密的干净袋子（如布袋或高密度的纺织袋）罩在果穗上，不可用质量差的纤维袋、不结实的塑料袋和孔大的麻袋。采收时袋子从基部绑紧，然后从果穗下10～15cm处用竹刀或塑料刀割断，或用手紧握植株的基部，稍用力即可拔出。拣去上面夹带的杂草和土块，除去腐烂的地下茎部分，分品种放入采种袋，装满带回室内及时晾晒（图3-11）。

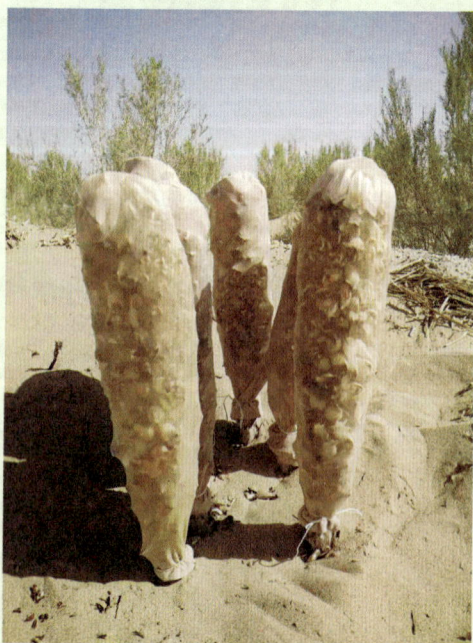

图3-11 用高密度的纺织袋罩在成熟的果穗上

6. 种子晾晒

选择地面干燥、通风良好的室内，清洁地面，准备几条干净的采种布，平铺在地面上。将采回的肉苁蓉植株分品种平摊在采种布上，除去腐烂部分，尽量保留地下茎部分，以供给中、上部种子完成后熟过程所需的足够的养分，确保大部分种子能完全成熟，提高出种率和种子质量。在晾种期间，要每天翻动2~3次（或更多），翻动的同时清除霉变的植株。晾至种苞完全变为褐色后，每天的翻动次数可减少到1~2次。当晾至大部分种苞开裂时，将种子搬到室外阳光下晾晒1~2天（防止暴晒），种苞开裂，抖落种子，清除杂质，收集净种。将清杂后的净种摊在干燥的室内采种布上继续晾5~7天，每天翻动，种子含水量在15%左右即可装袋贮存。

7. 种子贮存

用干净的种子袋将晾干的种子分品种定量包装，挂上标签，注明种子品种、重量、采种的时间、地点等。将装好的种子放在干燥、通风，室温不高于25℃的库房通风保存，同时做好防鼠工作；要经常翻动种子进行检查，如有反潮现象及时晾种。为防止生虫，必要时可放入少量的卫生球等药品。

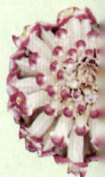

二、肉苁蓉种植技术

（一）甘肃产区肉苁蓉栽培技术

1. 种子选择

由于大田收获的肉苁蓉种子中，秕种、无胚种和不完全成熟种可达36%甚至更

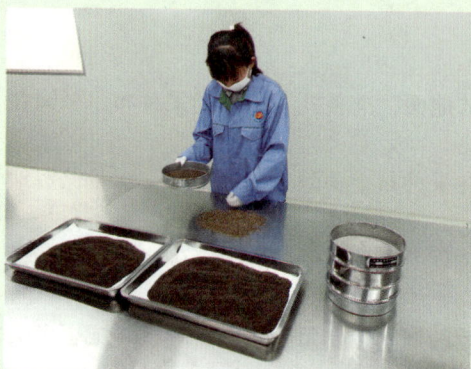

图3-12 筛选肉苁蓉种子

多，所以肉苁蓉在播种前应进行种子分级，测定活力、发芽率。选择筛孔直径为0.5mm的种子筛，将种子过筛后选择≥0.5mm的种子（图3-12）。

2. 种子处理

将所选种子置于烈日下，暴晒10小时以上，以打破种子休眠，激发种子活性。在培养箱50℃条件下处理1小时，然后在4℃的培养箱中处理30天变温层积处理。亦可采用500mg/kg生根粉或500mg/kg萘乙酸浸泡60分钟后播种。

3. 接种纸制作

用纸张（新闻纸，重量：（49±2）～（52±2）g/m²）裁制成一定规格［（20～30）cm×（10～15）cm］的载体纸，用透气性好的软纸（如卫生纸）做成相同规格的盖面纸（图3-13和图3-14）。把配制的MS培养基或用黏性泥土加水［1：

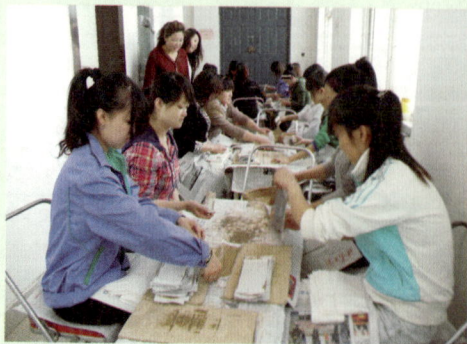

图3-13 肉苁蓉接种纸制作

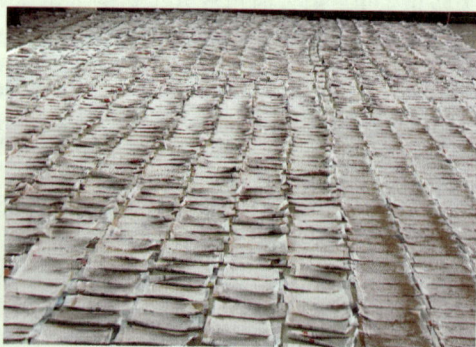

图3-14 肉苁蓉种子接种纸

（0.9～1.3）]再加4～6g磷二铵搅拌成泥浆后，用毛刷均匀刷到载体纸上。然后将肉苁蓉种子均匀撒在载体纸上（平均约3500粒/平方米），迅速将盖面纸与载体纸压紧，放置于干燥处，晾干，叠放整齐，待接种用。

4. 接种

肉苁蓉接种在土壤未冻结时均可，在春季土壤解冻后到4月中旬或在秋季10月上旬至11月上旬进行接种效果最佳。选择生长健壮的二至四年生的梭梭进行接种。梭梭休眠后或发芽前在梭梭主茎50～80cm处开深40～60cm，宽30～40cm的沟（图3-15至图3-17）。在接种沟内观察梭梭根系分布（图3-18），将肉苁蓉接种纸放在沟底面

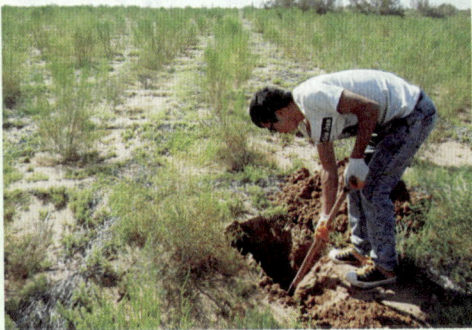

图3-15 开接种沟

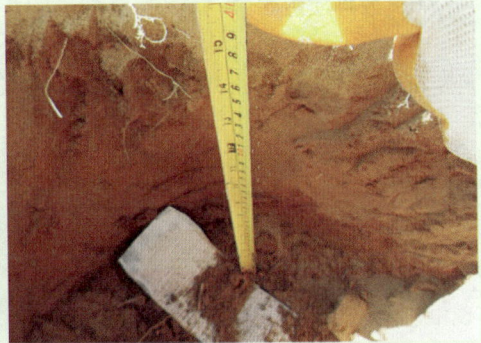

图3-16 接种沟深度

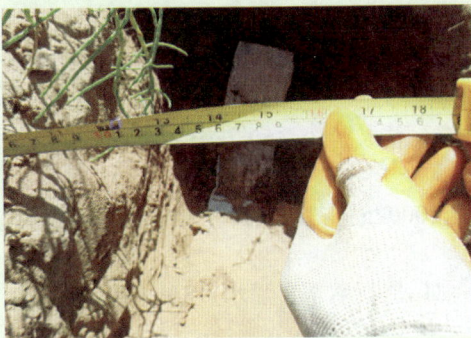

图3-17 接种沟宽度

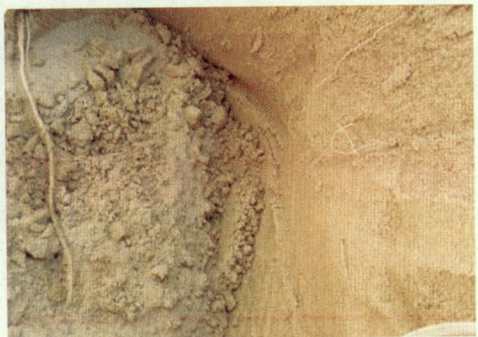

图3-18 接种沟中的梭梭根

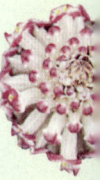

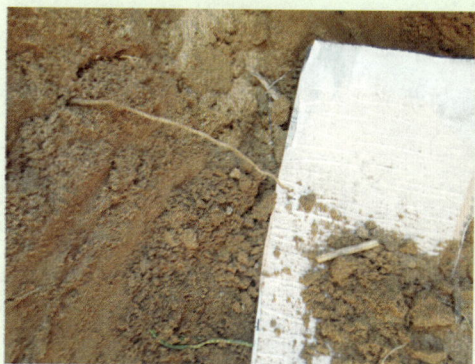

图3-19　放入接种纸

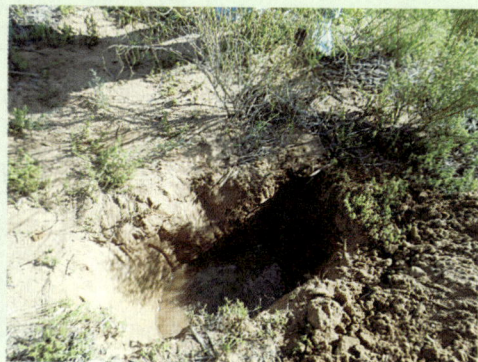

图3-20　接种后灌水

距梭梭根5～10cm处（图3-19），盖纸面向上，每株梭梭需用接种纸1～2张，填土至略低于地面5～10cm，然后灌水，灌水量为50～60立方米/亩（图3-20）。

5. 播种质量检查

正常条件下，接种20～30天后，肉苁蓉即可与寄主植物梭梭建立寄生关系。接种30～60天后，随即挖开接种沟，检查肉苁蓉接种质量和观察接种层土壤水分含量，发现接种成功率低时在梭梭种植行的另一侧按上述方法开沟，重新接种肉苁蓉，发现根层土壤水分低于13%时进行灌水，以提高接种成功率（图3-21）。

6. 灌溉施肥

一般每年4～6月春旱季节，在梭梭植株不种肉苁蓉的一侧，沟灌1次；在特别干旱的年份，全年可灌水2次，以促进梭梭生长，灌水量50～60立方米/亩。每年春秋季结合肉苁蓉开沟、穴施肥1次，亩施有机肥1000kg左右，氮磷钾复合肥20kg左右，施肥时要注意种子与肥料隔离，以免烧种。然后进行灌水，灌水量50～60立方米/亩（图3-22）。

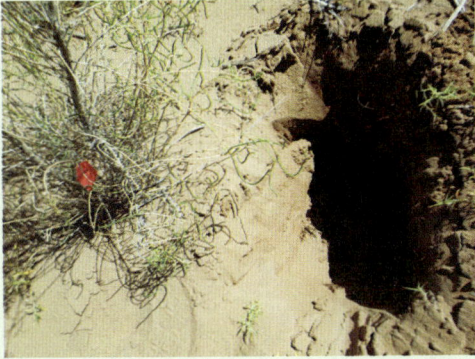

图3-21 肉苁蓉播种质量检查

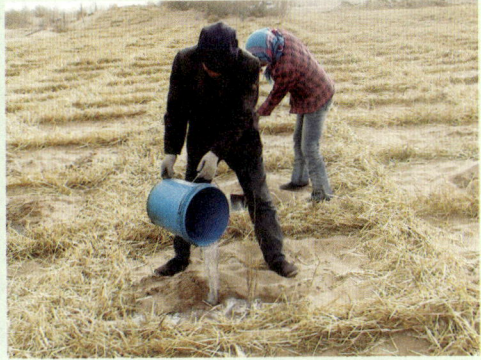

图3-22 肉苁蓉施肥灌溉

7. 病虫害防治

肉苁蓉寄主梭梭常见病害为白粉病和根腐病，白粉病每年7～8月易发生，在寄主嫩枝上形成白粉，防治方法可采用石硫合剂，或3%波尔多液，或25%粉锈宁800倍液防治。根腐病的防治可选排水良好的砂土种植，加强松土，发生期用50%多菌灵800倍液灌根即可。肉苁蓉常见病害主要是根腐病，主要防治的是虫害，当肉苁蓉出土、开花季节，多种害虫为害其嫩茎，影响植株生长。沙漠中还有大沙鼠、野兔啃食寄主枝条和肉苁蓉的嫩茎，可用磷化锌毒饵诱杀或捕杀。总之，防治时应以"预防为主，综合防治"的植保原则进行综合防治，以农业和生物防治为主，化学药剂防治为辅。

（1）根腐病 生产上应注意控制灌水量，防止土壤过湿，对发病株作彻底清理并用石灰进行土壤消毒。

（2）棕色鳃金龟 肉苁蓉接种时沟内撒施3%辛硫磷颗粒剂4～8千克/亩。

（3）肉苁蓉蛀蝇 可用90%敌百虫800倍液浇灌根部或地上部喷雾。

（4）鼠害 用C-肉毒素于洞口外诱杀。拌药配比为：1ml（C-肉毒素）：80ml

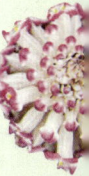

（水）：1000g（胡萝卜），投药时间应选在春季（4月中下旬），投药方式采用有效洞口投药法，距洞口5～10cm处，投毒饵10～20g。在大面积梭梭林地的防治效果为98%以上。

（二）甘肃产区梭梭栽培技术

1. 育苗地选地

选择西北内陆干旱荒漠、沙漠土壤，土壤含盐量为0.1%～2%为宜；年降雨量40～200mm，年蒸发量1600～2850mm；年均气温4～10℃，气温-36℃～42.5℃；日照时数为2500～3360小时。育苗地一般应选择背风向阳、水源方便、地势较高、平坦的地块，土壤含盐量不超过1%、地下水位较低的砂土和轻壤土最为适宜，不要在通气不良的黏质土壤、盐渍化过重的盐碱地和排水不良的低洼地上育苗。梭梭苗在潮湿、通气不良的土壤上容易发生根腐病。

2．整地施肥

梭梭育苗对整地和土壤肥力要求不高。播种前浅翻细耙，除去杂草，灌足底水即可。一般不强调深翻和施底肥。在灌溉条件方便的地区以高床育苗为好，高床的做法为垄高15～20cm、垄宽1.5～2m、垄沟宽20～30cm；在灌溉条件较差的地区平床育苗即可，要求床面平坦，表土细碎。结合整地施基肥，农家肥1000千克/亩。大面积春播育苗要就地建床，苗床西、北面要设挡风障，以提高地温和保护幼苗。

3. 播种

要求种子纯净度≥80%，千粒重≥6g。为了防止根腐病和白粉病的发生，播种前可用0.1%～0.3%的高锰酸钾或硫酸铜水溶液浸种20～30分钟后捞出晾干拌砂播种。播种时间以土壤解冻后4～5月为宜；播种量1.8～2.2千克/亩；一般在整好的苗床上开沟条播，覆土0.5～1cm为宜，也可不覆土。沟播后，浅耙地表，轻轻镇压。条播行距25～30cm为宜，沟深1～1.5cm。播后引小水缓灌。以后可酌情灌水，直到出齐苗，切忌大水漫灌或苗床积水。

4. 苗床管理

出苗后条件较好的地方，整个生长季节一般不需要灌溉，只需及时松土、除草，但次数不宜过多，同时要注意防治病虫害。条件差的地方，根据土壤墒情进行适当灌溉。

5. 起苗

（1）起苗时间　通常用一年生苗移栽，成活率较高，苗龄越大反而成活率越低。起苗时要力求保持根系完整。起苗时间，早春在3月上旬至发芽前，秋季在10月中下旬树体休眠后为宜。

（2）起苗方法　用撅头将梭梭苗小心挖出，防止根系受伤。

（3）种苗选择　选择株高20～50cm，主茎粗0.5cm以上，根系3条以上，主根长30cm左右，根幅在50cm以上的壮苗。

（4）假植方法　梭梭苗异地移栽，越冬假植，有利于梭梭苗对当地气候的适应，提高成活率。需要假植的梭梭苗，应选择避风，土壤地势较高，湿润和通气好的砂土或轻壤土的地方，挖40～60cm的沟将梭梭种苗埋入。

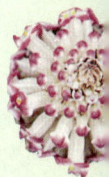

6. 定植地选地整地

人工栽培梭梭林，应选择地势平坦、土壤含盐量不超过3%的砂土最为适宜。此外，还要考虑水源方便，交通便利之地。整平土地。然后挖移栽沟。底肥可以施在移栽沟内，然后与沟内土

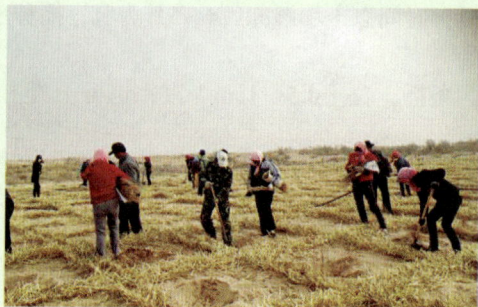

图3-23　梭梭定植地整地

混合好。用量为每亩有机肥1000～1500kg。移栽沟深度40～60cm，移栽沟宽度根据当地光、热、水、土和技术等实际情况确定。行距3～5m，株距1～2m，密度一般为100～200株/亩（图3-23）。

7. 梭梭移栽

早春和秋季，是梭梭苗移栽的适宜时间，一般在3月中旬和10月上中旬。早春，3月上旬到4月上旬冰雪融化后，土壤水分状况较好，梭梭苗应及时移栽。秋季降雨较多地区，可秋季移栽，成活率高且生长健壮。将梭梭苗栽入沟中，埋湿砂多半后，将苗轻提至合适深度，使苗根系舒展，将苗扶正，踏实。浇足定根水，水下渗后，覆干砂保墒。梭梭苗的根茎低于地面5～8cm。梭梭成活率一般在90%

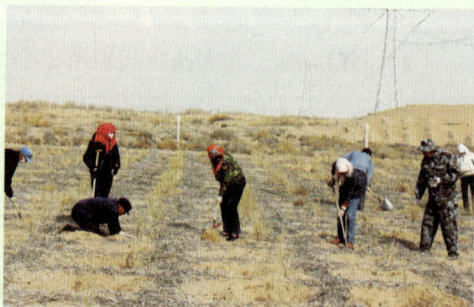

图3-24　梭梭移栽

以上。移栽当年的生长高度为40～50cm（图3-24）。

8. 水肥管理

在水分条件较好地区一般不需要灌水，遇到干旱时，可在6～8月份灌水1～2次，切忌不要使造林地长期过湿，以免引起根腐病（图3-25）。

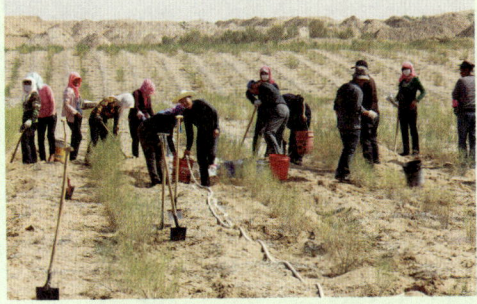

图3-25 梭梭移栽后灌溉

9. 病虫害防治

采用"预防为主，综合防治"的植保原则进行综合防治，在具体防治措施中，以农业和生物防治为主，化学药剂防治为辅（农药使用应符合GB/T 8321）。

（1）梭梭白粉病*Leveillula saxaouli*（Sorok.）Golov. *forma haloxyli*（Jacz.）Golov. 发病时，可用石灰硫黄合剂、多硫化钡药液喷洒，每隔10天喷一次，连续3～4次。用25%粉锈宁4000倍液喷雾防治。

（2）梭梭根腐病*Fusarium oxysporum* Schlecht. 发病时用1∶1∶200波尔多液喷洒，或用50%多菌灵1000倍液灌根。

（3）梭梭锈病*Camarosporium paletzkii* Sereb. 发病时用25%粉锈宁4000倍液喷雾防治。

10. 留种

梭梭种子成熟期一般在10月下旬至11月上旬，果实自绿色变成淡黄色或褐色时即为成熟。梭梭种子成熟应及时采收。采种时用采种布单或塑料布，置于母树树下，摇动树枝，使种子落下。新采集的种子要及时摊开晾干，经筛选，除去果翅及混杂

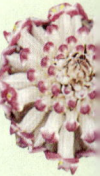

物，使种子纯度达到70%～80%，含水量降至5%以下。梭梭种子不耐贮藏。因此，育苗宜选用上年新采收的种子。

三、采收与产地加工技术

（一）采收技术

肉苁蓉接种2～3年后，开始采收。一般观察地面略凸起、有裂缝处即有苁蓉，宜在肉苁蓉即将露出地面或刚露出地面时采收。全年可分二次采收，分别为春季4月下旬至5月上旬和秋季10月中旬至11月上旬。春季采收的肉苁蓉亦称春大芸，秋季采收的肉苁蓉亦称秋大芸，以春大芸质量更佳。

采收时用铁锹在距苁蓉30～50cm处挖开砂土，将干、湿砂土分开堆放，接近寄生吸盘时，要特别小心，改用手刨开苁蓉周围砂土，充分暴露苁蓉株群。选取高大粗壮的肉质茎，在寄生盘以上4～8cm处用竹刀或塑料割断（由于金属会导致整个寄生株的腐烂，所以寄生株要避免与金属物质接触），然后将寄生吸盘底部砂土刨出，将寄生吸盘摆正并稍稍下放，迅速回填坑穴，先覆湿砂土、后覆干砂土，将土壤整平，同时还要保护好芽盘上的不定芽，翌年这些不定芽又能生长出肉苁蓉，如果寄生根和芽盘得到很好的保护则至少可以生长5～7年。幼小、瘦弱的肉苁蓉，待下季或隔年采收，注意不要碰伤（图3-26至图3-28）。

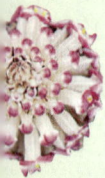

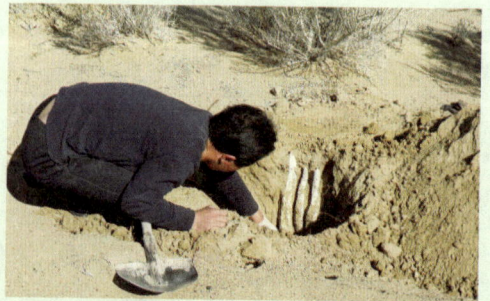

图3-26　肉苁蓉采挖

40

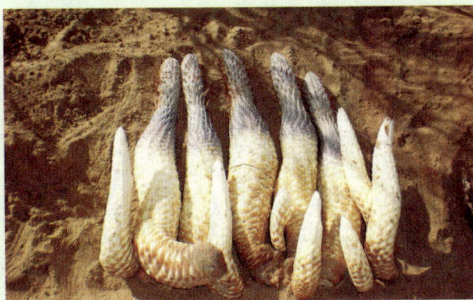

图3-27　收获的肉苁蓉

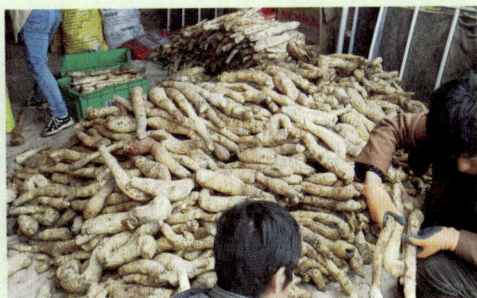

图3-28　刚采收的肉苁蓉

（二）产地初加工技术

1. 分级

剔除有虫咬、霉变的肉苁蓉并把它们集中起来统一处理。同时拣去杂质，然后将合格的肉苁蓉原料根据长短、粗细进行分级。根据加工产品的要求，通常将它们分成三个等级：一级品长度40~80cm，外观平直、肉质肥厚、鳞细、颜色呈灰褐色至黑褐色，可加工成肉苁蓉原药；二级品长度20~30cm，粗细均匀，可加工成肉苁蓉切片；最后剩下一些个头短小、粗细不规则的肉苁蓉为三级品，是加工肉苁蓉茶的好原料。不能及时加工的原材料要平摊在木头架子上，注意要单层存放，存放原材料的仓库要求通风良好，避免阳光直晒（图3-29至图3-31）。

新鲜肉苁蓉的质地比较脆，容易折断，并且含有大量的水分和糖，长时间与空气接触容易被氧化，导致发霉、变

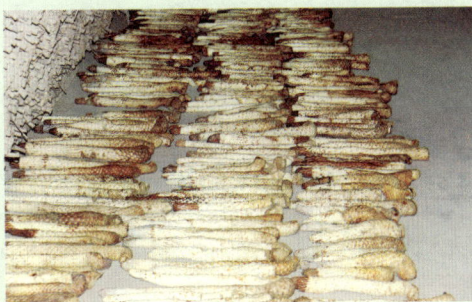

图3-29　肉苁蓉分级

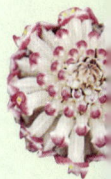

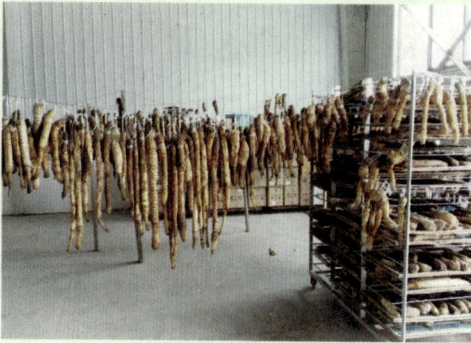

图3-30 肉苁蓉摊晾

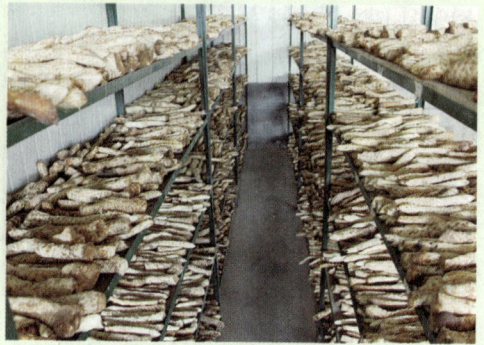

图3-31 肉苁蓉集中存放

质，所以要进行软化杀酶处理。通常采用干燥箱进行软化，将清洗过的肉苁蓉推入干燥箱中，将温度调整到70℃，持续8小时。当肉苁蓉由原来的白色变成了褐色，而且略显弯曲而不易被折断，说明已经软化好了。

2. 干燥

肉苁蓉的传统加工方法为采收后晒干，肉质茎由黄色变成棕褐色，商品名为淡苁蓉，亦称为甜苁蓉，质量上乘。秋季采收的肉苁蓉欲加工成淡苁蓉，因气温低，白天在沙地上摊晒后，晚上应收集成堆遮盖起来。亦可将秋季采收的肉苁蓉用窖藏法（挖坑深度为冻土层的临界线以下，将新鲜肉苁蓉在天气转冷，温度在0℃以下时埋入土中）保鲜至第二年春季晒干。西北游牧民按习惯每年采挖两次野生肉苁蓉：在春天（4月底～5月中旬），当其茎仍未或刚长出地面时采挖，切除花序，通常将鲜品置砂土中半埋半露较全部暴晒干得快，干后即被称作"甜苁蓉"或"甜大芸"；而秋天采集者因其水分多不易干燥，故一般先将肥大者直接放入盐湖中腌1～3年，则被称为"咸苁蓉"或"盐大芸"，故咸苁蓉多用水或酒洗以去咸味而后入药。

但是近年来越来越多的学者发现，肉苁蓉属植物所含的苯乙醇苷类成分易于被其体内的相应酶水解，特别是当晾晒过程中出现发霉或生虫现象，其含量会大幅度降低，甚至难以检出。由于肉苁蓉体积大、含糖量高、干燥困难，传统的自然干燥方法一般需要2～4个月，在雨水较多的季节极易发霉，所以传统干燥方法加工的肉苁蓉，其主要有效成分松果菊苷和毛蕊花糖苷含量非常低。而将新鲜肉苁蓉趁鲜切片后干燥，不仅能够明显提高有效成分的含量，且切片、干燥、粉碎都很容易，避免了干肉苁蓉加工肉苁蓉片的复杂程序，节约大量的人力和物力，值得推广应用。肉苁蓉切片要求美观、整齐、无破碎，且厚度均匀，切片厚度2.5mm，误差要小于1mm（图3-32和图3-33）。

切片后的肉苁蓉可采用自然风干法、冷冻干燥法、热风循环烘干法，其中冷冻干

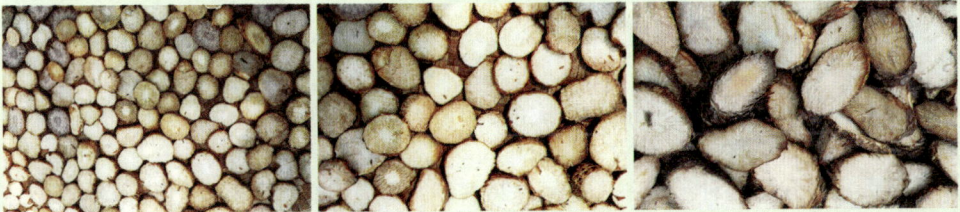

图3-32　鲜肉苁蓉切片

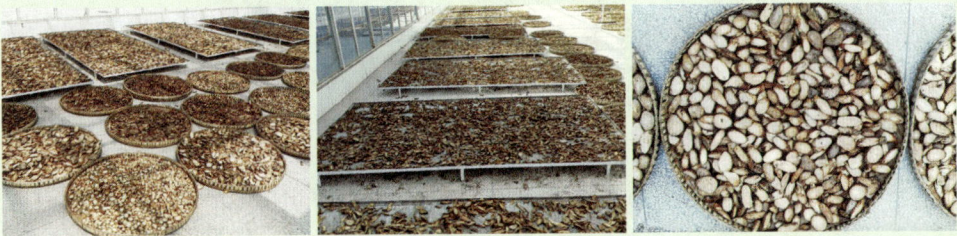

图3-33　在晾晒棚内的肉苁蓉切片

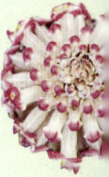

燥后的肉苁蓉切片有效成分损失少、饮片外形美观、质地酥脆、干燥速度快，但缺点是加工成本高；热风循环烘干法则有效成分有部分损失，外形颜色略暗，质地较硬，干燥速度一般，加工成本略高；自然风干法有效成分大部分损失，外形颜色暗，由于含糖量高易产生霉变，粉碎处理麻烦，干燥速度慢，优点是加工成本低，中药材企业或种植基地应综合考虑社会效益、经济效益及自身实际情况选择适宜的干燥方式。

3. 贮藏

加工后的肉苁蓉饮片应真空包装，贮藏在干燥、清洁、阴凉、通风库房内，不得与有毒、有害、有污染的物品混存。应有必要的防虫、防鼠措施，定期或不定期检查虫蛀霉变情况，若发现应及时进行干燥处理。

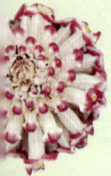

四、管花肉苁蓉及其寄主柽柳栽培技术

管花肉苁蓉分布于新疆南疆的塔克拉玛干沙漠及其周围地区，寄生于柽柳属植物的根上，为目前肉苁蓉属植物中野生资源最丰富、产量最大的种，同时也是最易于发展大规模栽培的种。屠鹏飞等经过20多年的研究，总结了管花肉苁蓉及其寄主柽柳的大规模人工种植技术，以及管花肉苁蓉的采收、加工技术，现介绍如下：

（一）柽柳属植物造林技术

1. 柽柳育苗

柽柳育苗有播种育苗和扦插育苗两种方法，而扦插育苗比起播种育苗简单易行，当年苗均可出圃造林。扦插成活率可达70%以上，每公顷产合格苗木22.5万株左右，由于扦插育苗方法简单、易于操作，为当前主要育苗方法。

（1）采条　一般在2月采条，选取生长旺盛，无病虫害的柽柳母株，用枝剪剪取直径1～2cm、光滑、分枝少的一年生枝条，去顶和小枝，然后剪切成插穗，一般随采随剪。插穗长度为15～20cm，直径不小于0.5cm。插穗剪切断面上平下斜（头部平口，尾端斜切口），粗细条分开，每100根扎成一捆。

（2）插条贮藏　剪切的插穗需要放入潮湿的细砂中，贮藏待用。在背风方向阴处挖一贮藏坑，坑深约1.5m，宽1.5～2m，长度以需要贮藏的种条数量而定。贮藏时，先在坑底铺10cm厚的细砂（含水量50%～60%），再将种条分层斜立在沟底（最多可摆放4层），层间以细砂相隔，然后用细砂将种条间隙埋严，再在其上覆盖20～25cm厚的细砂，灌足水（灌水后应注意补充细砂，谨防插穗失水）即可。

（3）选地　育苗地一般选择交通方便、地形平坦、背风及排灌方便的地段，土质结构为疏松的砂壤土或壤土，含盐量小于0.7%，pH值7.5～8.5为佳，也可利用符合条件的果园、林地的空隙地作为柽柳的育苗地。

（4）育苗时间　春季土壤解冻后就可进行扦插育苗，新疆南疆地区适宜扦插育苗时间为每年4月上旬至中旬，4月下旬以后扦插成活率降低。

（5）整地作床　柽柳扦插育苗一般采用平床扦插。扦插前，给育苗地块按每亩地施用腐熟有机肥2000kg，磷酸二铵10kg，深翻35～40cm，然后耙耱、平整，土粒要细碎，除去草根、石块等杂物。面积较大、集中的插穗基地，苗床宽以3～5m为宜；面积较小或零散的育苗地，可根据实际情况确定苗床的宽度和长度。

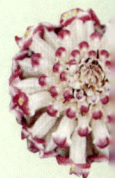

（6）扦插方法　按行距40～50cm定线，株距4～5cm定点，人工定线开沟或用砍土镘（铁锹）松土、顺沟（或定线），将插条下端轻轻直插入沟或土中，地上部分外露2～3cm，盖湿土，踏实。每公顷扦插37.5万～45万个插穗。

（7）灌水　扦插作业完毕，立即灌水。然后在插穗发芽生根前10～20天内，每隔5～7天灌水一次，保持土壤湿润。插穗成活后，6月前，视土壤墒情，10～15天灌水一次。6月下旬、7月下旬各灌水一次，8月份停止灌水以便幼苗木质化，9月下旬、10月下旬各灌水一次，临冬前灌足越冬水。浇灌时，掌握育苗前期需水较多、保持床面湿润，后期适当控制水量的原则。

（8）松土除草　每次浇水后需要松土除草，松土深度应控制在3～5cm，尤其是幼苗期注意除草。为了保证幼苗健康发育，必须将杂草除干净。除草时避免碰伤幼苗。

（9）施肥　苗期追肥应视苗木生长状况而定。苗木生长健壮，可以不追施化肥；苗木矮小、发黄可追施化肥，但用量不宜过多。苗木成活后，分别在6月下旬和7月下旬各追肥一次，在行间开沟，每公顷施入75kg尿素，施入后封沟灌水。

（10）修剪出圃　苗高20cm以上时，选一直立健壮枝作主干，将其余萌生的枝条剪除；苗高40cm以上时，加强修剪侧枝，提高苗木木质化质量。当年苗木可于11月上旬出圃，也可于翌年3月上旬土壤解冻后出圃。出圃前7～10天灌起苗水，随出圃随移栽。起苗时不伤皮，不伤根，主根完整，须根长30cm以上。

（11）苗木规格与分级　由于苗木的大小存在着一定的差别，有些苗木适合于造林，有些太小的苗木需要继续培育后才能造林。同时，不同的土壤条件对苗木的要求也不同，为了便于苗木的选择和管理，应该对苗木进行分级。一级苗：苗株高1m以上，地径1cm以上；二级苗：苗株高0.7～1m，地径0.5～1cm；三级苗：苗株高0.7m以下，地径0.5cm以下。一、二级苗木可用于造林，三级苗木进行密植育苗，待第二年出圃。

（12）包装和运输 起苗后，按苗木标准分级包装，每50棵一捆，埋入湿土中待造林用。苗木造林前假植。外运时，每捆苗木外挂标签，写明苗木品种、规格、数量、出圃日期、产地，并附苗木合格证书和检疫证书，运输中防止风干、失水。

2. 柽柳造林

（1）土地选择 柽柳本身对土壤的适应能力很强，但管花肉苁蓉对土壤要求较高，主要要求有两条：①土壤盐碱度不宜过高，否则影响药材质量；②土壤质地应疏松，通气性和渗水性良好。黏性太高，不仅影响药材的产量和形态，同时也容易造成管花肉苁蓉发霉、腐烂。因此，管花肉苁蓉种植基地应选择地下水位3m以下，土壤通透性良好的风砂土和砂质壤土。土壤含盐量大，地下水位高，低洼易积水的地段和黏性重的土壤均不宜种植。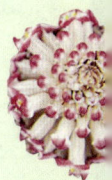

（2）林地规划 集中连片、规模种植，设置路、渠、沟，依据基地大小和地势，规划灌水渠、排水沟；大面积集中连片种植区依据水渠灌溉能力划分地条，各地条之间设置农机具和车辆的运行道路。

（3）造林时间 柽柳造林分为当年秋季造林和翌年春季造林。新疆南疆地区，秋季造林于土壤结冻前，即11月初至11月下旬；春季造林于土壤解冻至苗木萌芽前，即2月下旬至3月下旬。其他地区视当地的气候条件而定。

（4）造林方法　管花肉苁蓉的生长在满足前述土壤条件的前提下，主要依靠其寄主柽柳生长，只要柽柳能够生长，管花肉苁蓉就能够生长。因此，根据土地条件、机械化状况、种植目的，可以采取多种造林方法。目前，南疆地区常用的造林方法有开沟造林和挖穴造林。可在有灌溉条件地区宜采用开沟造林方法，以前主要采用人工挖沟，现在主要采取机械开沟法，沟宽50～60cm，沟深30～40cm，造林模式如下：①宽窄行造林模式：宽行行距4m，窄行行距1～2m、株距1m，窄行相邻行间错开一株种植，利于透光和透气。该造林方法窄行之间种植的肉苁蓉以留种为目的，宽行之间种植的肉苁蓉以生产药材为目的。该造林方法，接种和采挖肉苁蓉均可以机械化，便于后期管理。②等距造林模式：行距4m，株距0.5～1.0m。该造林方法比较适合机械化接种和采挖。无灌溉条件地区和仿野生种植基地宜采用挖穴造林，穴的直径、深度规格为40cm×50cm。造林模式基本同开沟造林中的等距离造林，株距为1m。

（5）植苗方法　由于造林地位于绿洲边缘、砂性大、保墒差、土壤易干燥，因此定植柽柳苗前先在备好的沟内灌水，待水分完全下渗后，再开沟或挖植苗坑，然后将苗木贴线等距离放好。树苗放入沟内或植苗坑后，及时向苗木根部四周回填土壤，每填1/3后要用双脚横向和纵向各踩一下，然后抓住苗木主杆中部向上提一下，有松动感即可。用上述方法把土壤填满，定植完立即灌足水。

（6）抚育管理　有条件的基地，尽量采用滴灌方式，既节约用水，又防止杂草生长；没有条件的基地，也可采用沟渠灌溉或漫灌。柽柳苗定植第一年，为确保成活率，定植后立即水，然后每隔15~20天灌一次水，连续三次。到5~8月，每月灌一次水，11月上旬灌冬水。柽柳苗木定植后每亩灌水量约70m³，5~7月份苗木生长发育高峰期，0~20cm土层含水率低于10%时及时灌水，要求全面灌溉，不串灌、不漏灌、不积水。每年5~8月，每月中旬除草一次。行间可采用机械除草，株间采用人工除草，除草时不要碰伤柽柳主干与根，禁用各种化学除草剂。

（7）修剪　柽柳属植物为灌木或小乔木，分蘖与分枝能力很强，其冠幅与高度近正比。管理好的柽柳两年高度可达3.5m以上，冠幅达3m以上，此时田间生产操作非常不便，为控制侧枝稠密，改善通风透光条件，加快寄生的管花肉苁蓉生长，必须对柽柳进行修剪。修剪时，只留2~3个主干，从基部到1m之间的侧枝全部剪去，1m以上侧枝控制在5个左右，保持良好的通风透光。高度控制在2.5m以下，冠幅为2.5m以内。因管花肉苁蓉生长所需的营养全部来源于柽柳，必须保证柽柳枝叶足够的光合作用能力。因此，修剪应在柽柳植株休眠期（12月至翌年2月）进行。修剪时除剪除侧枝外，主干冠顶着生的无用长枝及冠层病虫枝、残枝、细弱枝、老枝等也应该剪除。

（8）施肥　在野生自然状态下，柽柳在贫瘠的砂土上能够旺盛生长，而且还能提供给寄生物管花肉苁蓉足够的营养和水分，说明它具有很强的抗逆性和适应性。同时，每年冬季落到地面的柽柳叶子经过长时间的积累，砂埋形成优质的有机肥料，因此，柽柳本身就是一个自身供给土壤养分的自然循环。为保证人工种植肉苁蓉与

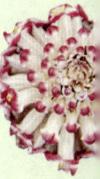

野生肉苁蓉的品质等同性，确保药材质量的纯天然性和地道性，建议灌溉条件良好的基地不使用肥料。对于灌溉条件差，生长较弱的柽柳，可适当施有机肥，施肥时，根据土壤供肥性能和柽柳生长发育状况，确定施肥地块与施肥量。一般在柽柳移植第一年的6～7月份距柽柳基部30cm处，挖宽40cm、深30cm的施肥坑，将预先准备的有机堆肥放入穴坑，再回填原土平整即可，施肥后立即进行浇灌。

（二）管花肉苁蓉栽培技术

1. 适宜种植区域

管花肉苁蓉适宜种植地区，可以根据其自然分布区域确定管花肉苁蓉分布于海拔800～1400m的砾石戈壁、沙丘边缘及沙漠地区的柽柳林中，寄生在柽柳根部，在我国其自然分布仅限于塔克拉玛干沙漠周围地区。研究表明，新疆南疆的塔克拉玛干沙漠及其周围地区均适合种植管花肉苁蓉，但以和田地区和巴州的且末县为最适宜种植区。

2. 选地整地

与荒漠肉苁蓉相比较管花肉苁蓉对气候条件和土壤条件要求较严格。冬天气温太低（-20℃以下）会引起大面积冻害，土壤盐碱度比较低、松软度必须很高、黏性则越低越好，周围的土壤最好是渗水性强，即存不住水的土壤，因为管花肉苁蓉既需要水的浇灌，又不能长期潮湿，否则将发霉、腐烂。因此，管花肉苁蓉种植基地要选择地下水位在3m以下，光照充足、昼夜温差大、排水良好、有较好土壤灌溉条件的砂土或半流砂荒漠性地带，以土壤呈中性或偏碱性为好，结合整地施肥。

3. 种子的筛选与前处理

管花肉苁蓉属于寄生植物，人工栽培时间短，其种子具有明显的寄生植物和野生植物种子萌发的特性，因此，当年的种子当年接种不能萌发。管花肉苁蓉种子采收后，播种前必须进行筛选和处理，以提高种子的萌发率和接种率。当年收获的种子，不宜直接接种，否则接种率极低。

（1）种子筛选　采收或市场购置的管花肉苁蓉种子质量相差很大，必须进行筛选，选择饱满、粒大、有光泽、成熟度高的种子进行接种。一般来说，直径大于0.5mm的种子萌发率和接种率较高，0.5mm以下的种子萌发率和接种率明显降低，不可使用。因此，种子采收或市场购买后，采用0.5mm孔径的筛进行筛选，除去直径0.5mm以下的种子。

（2）种子前处理　选择种子粒径≥0.5mm，粒大、饱满、有光泽、成熟度好的管花肉苁蓉的种子。将管花肉苁蓉种子层积打破休眠，层积方法为将管花肉苁蓉种子与80%含水量的湿砂混匀后装在透气布袋中，然后将布袋于头年11月埋于地面冻土层以下，次年3月份取出。在实际生产中，将当年采集的种子，放置在室外或无供暖的室内经过冬季自然冷藏后，次年便可使用。当年采集的种子，当年播种，必须经过-10℃左右低温冷藏30天。

（3）接种　选择二至四年生及以上树龄的壮年柽柳作为管花肉苁蓉的寄主。春季土壤解冻后至冬季土壤结冻前均可接种肉苁蓉。最佳播种期为3～6年，因为随着春季气温的回升，柽柳毛细根系迅速发育和生长，毛细根数量的增多，从而缩短接

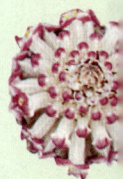

种时间，提高接种率和肉苁蓉产量。或秋季采挖肉苁蓉时同时播种，边采挖、边播种，提高劳动效率。秋季播种的肉苁蓉，随着气温的逐渐降低，根系生长缓慢，毛细根较少，此时播下的肉苁蓉种子，一般翌年春季才能接种上。

接种方法分沟播接种和穴播接种两种。有灌溉条件的地区，可采用沟播接种，即梭梭定植一年后，其直径小于1mm的毛细根丰富，有利于提高接种率，可进行人工接种。宽窄行模式在窄行外侧，等距模式在寄主一侧或两侧，距离寄主30cm处开挖接种沟。沟宽30cm，沟深50～60cm，将处理过的肉苁蓉种子撒播于沟中，单行接种量3000～4500g/hm^2，双行加倍，回填土踩实，及时灌溉。宽窄行模式中，窄行中间也可以适量接种肉苁蓉，用于留种，用种量在750～1500g/hm^2。由于肉苁蓉种子很小，接种量也比较少，不容易均匀撒播，可以将种子与适量的砂土混合均匀，置于容器中，用手直接撒播；或将净化后的种子装入矿泉水瓶中，在瓶盖上打几个孔，抖动矿泉水瓶撒播，这种方法比较均匀、简单、实用。无灌溉条件的地区，可以采用穴播接种，即梭梭定植一年后，在距所选寄主梭梭主干40～60cm处挖1～2穴，穴深40～60cm，将肉苁蓉种子直接撒播于穴底，每穴播种10～20粒，用砂土回填约20cm，灌水，待完全渗入后，覆平土踩实，即可。为了提高接种率，也可用50mg/kg浓度的ABD生根剂、ABT生根粉3号水溶液喷洒梭梭毛根及周围砂土，然后撒播种子，加入适量的有机肥，再回填砂土、灌水、覆平土踩实。

（4）田间管理 春季接种肉苁蓉后，需及时灌溉，然后每隔15～20天灌一次水，连续二水，促进播种部位梭梭毛状根的生长。再在6月和8月上旬各灌水一次，8月下旬以后就不能灌溉，否则容易引起肉苁蓉冻害。秋季接种肉苁蓉，接种后及时灌溉，翌年3、6月和8月上旬之前各灌溉一次。其他管理，如施肥、除草、整枝修剪等同梭柳造林技术。

（5）病虫防治

①大沙鼠：啃食寄主枝条和根系。用磷化锌或大隆毒饵于洞口外诱杀。

②种蝇：发生在管花肉苁蓉出土开花季节，危害嫩茎，钻隧道，蛀入地下茎基部。可用1/2敌百虫800倍液或40%乐果乳油1000倍液地上部喷雾或浇灌根部。

③地黄老虎：地黄老虎是于田县管花肉苁蓉发生的主要害虫。选用石硫合剂500倍液喷洒柽柳整株。

④冻害：管花肉苁蓉肉质茎在冬季容易受冻腐烂，因此要确保接种深度不小于70cm，并控制土壤湿度，使冬季30～70cm深的土层土壤含水率保持在10%以下。同时秋季采收时对接种区域进行覆土。

（6）采收加工　一般以5月至6月上旬采挖刚出土的管花肉苁蓉作药材，这时质量最佳。已开花的植株不可用作药用。要注意采大留小，秋季也有少量出土，应以春采为主。将采挖的管花肉苁蓉进行粗加工，以免消耗基部养分。晾晒于干净沙滩或房顶上，1个多月后由黄白变成肉质棕褐色时即成干品。

（三）管花肉苁蓉种子生产技术

1. 单株选择

管花肉苁蓉花序是种子生长的载体，不同花序长度的管花肉苁蓉，其种子质量

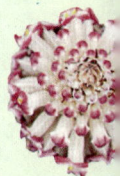

有明显的差别。自然条件下，一般来说管花肉苁蓉花序越长，则营养供应越充足，种子质量越好；反之，花序短，则营养供应匮乏，种子质量差。因此，选择生长健壮、花序长的管花肉苁蓉作为留种植物，容易获得优质种子。研究表明，花序长度增加，单株蒴果数增多，种子产量、千粒重和萌发率均升高。实际生产中应以长度大于20cm的花序留种为宜。

2. 人工授粉

管花肉苁蓉是异花授粉植物。一般情况下，自花授粉不亲和，也不产生种子；同株异花的花粉能够结实，但结实率较低；异株异花授粉结实率高且种子质量好。因此，人工异株异花授粉是提高种子质量的一项有效技术措施，如肉苁蓉花期，在种子基地放养蜜蜂，可以提高异株异花授粉率和种子质量。

3. 打顶

管花肉苁蓉的花序为无限生长花序，花序顶部4～5层花蕾难以形成正常的花和饱满的蒴果。因此，需要通过合理的农艺措施，即打顶，来减少花序养分的无谓损失，从而集中养分供应种子的发育。打顶方法为在初花期人工掐去花序顶端4～5层的花。

4. 种子采收

管花肉苁蓉种子成熟时间一般在6月25日至7月5日，果实变黑、打开果实后种子呈黑褐色，即已成熟。种子适时采收非常重要，采收太早，种子尚未成熟，种子的萌发率明显下降；采收太晚，果实开始开裂，种子会自然撒出，影响产量。由于每年的气候会存在着一定的差异，种子的成熟期也会发生一定波动。因此，在六月下旬开始，必须经常对种子基地的果序进行检查，一旦成熟，及时采收。采收时，用刀在果序基部砍断，收取果序，置晾晒场上暴晒，待果实开裂后，用木棍敲打或碾子碾压，使种子从果实中脱落，剔除花序梗后，用筛筛除砂土等杂质，将筛除杂质后的种子，置晾晒场上晾晒至干，即得。

5. 分级与贮藏

对管花肉苁蓉种子进行分级，有利于提高接种萌发率和接种率。按照管花肉苁蓉种子质量分级标准进行分级后，将种子装入麻袋中，贴上标签，标明种子的批号、产地、采收时间、等级、净重等内容，置阴凉干燥处保存。据管花肉苁蓉种子质量检测结果，参照国际作物种子质量分级标准的制定原理和方法，结合当前管花肉苁蓉种子生产和大田生产实际，将管花肉苁蓉种子质量分为三个等级（表3-1）。其中以种子直径、千粒重和萌发率作为种子质量分级的主要指标，以这3个指标中的最低级别定级。当含水量达到规定要求，净度比千粒重和萌发率2个指标中的任何一项低一级时，以此2个指标定级；低两级时，则将种子质量降低一级。

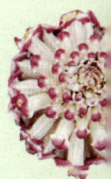

表3-1　管花肉苁蓉种子质量分级标准

等级	千粒重/mg	直径/mm	发芽率/%	净度/%	含水量/%
Ⅰ级	≥0.7	≥40	≥85	≥90	≤6
Ⅱ级	0.5～0.7	30～40	70～85	70～90	≤6
Ⅲ级	≤0.5	≤30	≤70	≤70	≤6

（四）管花肉苁蓉采收技术

1. 生长年限

管花肉苁蓉属于多年生草本植物，出土开花前一直在土壤下面生长，自然状态下，随着风沙掩埋，其在地下可以生长数年甚至数十年，肉质茎越来越粗、越来越长。研究表明，随着生长年限的增加，有效成分含量有增高的趋势，三年生有效成分积累达到顶峰，此后基本不再升高。因此，从有效成分含量考虑，管花肉苁蓉的生长年限以三年生以上为佳。由于新疆南疆地区冬季经常发生低温现象（−20℃以下），冻土层达到60cm以上，导致肉苁蓉严重冻害，有些年甚至90%以上发生冻害，栽培肉苁蓉由于种植深度浅、含水量较高，更容易发生冻害（−15℃以下即开始发生冻害），造成药农严重损失和肉苁蓉药材市场严重缺货。为了防止冻害，在满足肉苁蓉药材质量标准的基础上，综合考虑产量和经济效益，目前最佳的采收时间为第一年接种，第二年11月上旬土壤出现冻结前采收，即生长期为12～20个月。

2. 采收时间

管花肉苁蓉的采收分春季采收和秋季采收，这与其生长特性有关。野生条件下，管花肉苁蓉生长于地下，很难发现。进入春季，离地面较近的肉苁蓉开始进入花序茎快速生长阶段，顶开土壤，形成裂隙，或露出地面，易于发现，因此野生肉苁蓉多于春季采挖。进入秋季，部分离地面较近的肉苁蓉也能将地面拱起，形成裂痕，能够发现，因此秋季也是肉苁蓉采集的季节。对于野生肉苁蓉，春季采集多于秋季采集。对于栽培肉苁蓉，由于了解其接种位置，理论上一年四季除冻土季节外，均可采挖。根据肉苁蓉的生长特性，晚秋至初冬（10月下旬至11月上旬）逐渐进入生长休眠期。通过春夏秋的旺盛生长，晚秋的肉苁蓉营养积累丰富，有效成分含量高，同时此季节温度较低，气候干燥，易于肉苁蓉干燥，防止霉变，是采收的最佳季节。值得注意的是，管花肉苁蓉在9月至10月上旬生长迅速，干物质积累最快，所以秋季切不可在10月上中旬前采收。因此，管花肉苁蓉的采收时间，春季为3月下旬至4月上旬；秋季为10月下旬至11月上旬。

3. 采收方法及采收规格

（1）人工采收　在接种区外侧40～50cm处（距梭梭基部0.9～1m）向接种区剖挖。先用砍土镘（挖上层土）和铁锹（深挖）挖一个长50cm、宽20～30cm、深60cm的坑，再用小铲逐步向接种区缓挖。等挖到管花肉苁蓉肉质茎时，用手轻剖，先找到寄生盘（即茎基）处，此时把寄生盘上方以及四周（不包括下方）直径 50cm内的土取走。在取土的过程中可及时采收符合规格的肉苁蓉。在采收时要固定好寄生盘，如果轻微晃动可脱离寄生盘的，可用手采；与寄生盘相连较为牢固的，需要用不锈钢小刀在连接处割取。但要避免损伤寄生盘、梭梭根及寄生盘的寄生结合处。采收符合规格的管花肉苁蓉肉质茎后，撒播适量种子，马上用土回填，踏实，即可。寄生盘就会再次萌发肉质茎，第二年可继续采挖。

（2）机械采收　随着管花肉苁蓉种植面积的扩大和高产稳产种植技术的推广，人工采挖的效率已无法适应大规模种植，机械化采收是发展的必然趋势。机械化采收一般采用改进后的深犁采挖，直接将寄主根切断，翻出肉苁蓉。也可对采挖机械

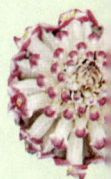

进行改装，在犁的后面加播种装置，采挖与播种一次性完成。管花肉苁蓉只能寄生在柽柳新发出的毛状根上。通过切断柽柳老根，就会新发出很多支根，肉苁蓉种子接种的机会就会大大增加。因此，断根接种法的接种率明显提高，对于生长年限五年以上的老化柽柳，优势更为明显，值得推广。

（3）采收规格　野生管花肉苁蓉含水量较小，其鲜品的干燥率为（4～5）：1，即4～5kg鲜品干燥得到1kg的干品。栽培管花肉苁蓉含水量较高，其鲜品的干燥率为（6～8）：1，即6～8kg鲜品干燥得到1kg的干品。从鲜品到干品，其体积变化很大，径度缩小2/5～1/2，但长度不变。因此在采收时要根据收购方的规格要求，有目的地选取所要采收的对象。一般长度在10cm以上的都可采收。

（五）管花肉苁蓉产地加工与干燥技术

1. 整枝晒干

管花肉苁蓉传统的产地加工方法为采挖后，除去泥沙，整枝晒干。即把分级处理好的鲜肉苁蓉，抖动除去泥沙，直接摆放在沙地上或木架上，在阳光下晒干或晾干。春天采挖的肉苁蓉，需要将茎尖部分切去，防止继续生长、开花，影响药材质量。待肉苁蓉完全干燥后（含水率10%～18%），包装或分等级包装。管花肉苁蓉体积大、含水量高，不易干燥，整枝肉苁蓉一般干燥时间需要3～4个月，干燥过程中容易发生霉变、腐烂，特别是没有完全干燥的肉苁蓉就包装、出售，运输过程中多数发生霉变，造成有效成分含量明显降低。同时，其体内含有水解酶，干燥过程中，有效成分也会发生水解，也是导致含量明显降低的因素之一。因此，干燥过程中必须严防霉变、腐烂，更应防止未干燥的肉苁蓉就包装、出售、运输。

2. 切片干燥

由于管花肉苁蓉体积较大，干燥困难，加上干燥后的药材硬度变大，加工饮片或粉碎的难度系数增加。因此，将鲜肉苁蓉直接切片、干燥，既有利于干燥，也有利于后续处理，是管花肉苁蓉产地加工的好方法。其加工方法为：将采挖出的鲜肉苁蓉除去泥沙，用高压水快速淋洗干净，再用不透钢刀或切片机切成6～10mm厚的切片，在阳光下晾晒干燥或60℃以下烘干，包装，即得。还可根据客户需要，采用热水、蒸汽、微波等方法对新鲜切片进行酶灭活，以提高其有效成分含量。

（六）管花肉苁蓉包装与贮藏技术

1. 整枝肉苁蓉的分级与包装

一般整枝的肉苁蓉药材需要进行分级包装，其目的为了满足不同用户的需求，同时也提高药材的经济价值。分级包装的一般程序：干燥肉苁蓉→除去杂质和泥沙→拣选分级→质量检验→包装→称重→贴上标签。分级标准如下：

一等品呈纺锤形或圆柱形，单株顺直，表面淡黄色至棕褐色，具光泽，切口整齐，质坚实，体重，长20cm以上，无杂质，无虫蛀，无霉变。

二等品呈纺锤形或圆柱形，单株顺直，表面淡黄色至棕褐色，切口整齐，质坚实，体重，长15～20cm，无杂质，无虫蛀，无霉变。

三等品呈纺锤形或圆柱形，表面淡黄色至棕褐色，10～15cm，含杂质1%以下，无虫蛀，无霉变。

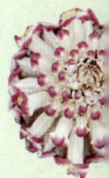

等外品形状各异，有些为挖断的小段或小片，表面淡黄色至棕褐色，长10cm以下，含杂质5%以下，无虫蛀，无霉变。

将分级、质量检验合格后的肉苁蓉药材装入麻袋，麻袋规格要统一，装袋重量要一致，包装件上刷写或挂上标签。包括品名、规格（等级）、毛重、净重、产地、生产单位、日期。每件包装上附质量合格的标志。

2. 切片包装

干燥切片，拣选，清除杂质，装入标准的纸箱，打包。纸板箱规格要统一，装箱重量要一致，每件包装箱贴上标签。包括品名、规格、毛重、净重、产地、批号、生产日期、生产单位，并附质量合格的标志。

3. 贮藏

肉苁蓉药材含糖量高，易于吸潮、霉变、变色、虫蛀，尤其在夏季，因此必须贮藏于通风干燥的环境中。一般库房采用架式结构，将包装好的药材放在架上，利于通风。需要注意的是肉苁蓉容易被老鼠和蟑螂等动物啃食，可以在库房的四角放置捕鼠和蟑螂的器材，但不得用毒药防治，以免污染药材；肉苁蓉药材也易生虫（蛾类），可用纱布包花椒，放入包装物内防止生虫，但不得用硫黄熏蒸。

五、肉苁蓉特色适宜技术

（一）民勤地区梭梭人工接种肉苁蓉新技术

梭梭是民勤沙区分布最广、保存面积最大的人工培育林，以其较强的抗旱性表现出适应沙区环境的生长优势。目前，民勤拥有35万亩的梭梭林，而传统的接种方式接种率低，接种后苁蓉出土年限长，造成人力、财力的浪费，因此采用新的接种技术，意义非常重大。

1. 选地

宜选轻砂壤土或半流砂荒漠地带，阳光充足、昼夜温差大，可利用天然梭梭林较集中的沙漠地，或定植后2～3年，生长健壮的人工培育梭梭林，进行围栏之后接种。

2. 接种

采种：选择单株健壮、无病虫害的肉苁蓉作为采种母株，可借助棉球进行人工异花授粉，授粉1周后种子开始发育，4周后成熟，可持续20天。防止早熟种子脱落，在整株花朵完全授粉后，经常注意观察，待80%以上的种子变褐变硬时开始采收。用尼龙布袋、特制布袋或高密度编织袋套住苁蓉头，下部用绳子扎住，待整株完全成熟后采收，阴干后储藏于干燥、通风、低温条件处备用。

接种时间：接种时间全年均可，但春季接种比秋季接种要好，因为春季接种后可使肉苁蓉有一个完整的生长期，在秋季接种后很快就进入了漫长的冬季休眠期，梭梭根系和肉苁蓉都停止了生长，无形中延长了生长周期，不利于提高肉苁蓉产量，接种时间以3月中下旬至4月中下旬最好，这个时间是梭梭根系年生长高峰的开始时期，此时接种可提高肉苁蓉接种成功率。

种子处理：筛选粒大、饱满、褐色有光泽的肉苁蓉种子。其处理方法：①热水处理，肉苁蓉种子放在50℃热水中浸泡，待水温降至室温后捞出，均匀平铺在垫有

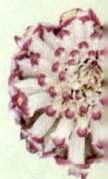

潮湿滤纸的培养皿中，在4℃低温条件下放置15天，然后接种。②低温砂藏处理，将肉苁蓉种子均匀埋在装有含水10%左右湿砂的容器中，在温度4℃条件下砂藏30天后接种，对打破种子休眠、促进种子萌发、提高寄生率有一定的促进作用。③激素处理，将肉苁蓉种子置于0.5μg/ml的赤霉素溶液中浸泡10天后捞出，均匀平铺于垫有湿润滤纸的培养皿中，在4℃低温条件下放置15～20天后接种。④药剂处理：播种前用1～3g/L高锰酸钾溶液浸种20～30分钟，捞出后与砂土混合拌匀接种。无条件的可将头年采集的种子在室外砂地上曝晒1～2周，有利于种子发芽。在生产实践活动中，由于种子处理技术掌握得不够娴熟，经验不足，一般对上年采集的种子不做任何处理；对当年采集的种子，须经过冬季自然冷藏后，次年便可使用；若当年采集的种子，当年播种，经过-10℃左右低温冷藏30天后便可使用。

接种方法：采用深沟撒播、呈立体分布的方法，此方法打破常规的接种方法，是一个创新，它能使梭梭根系的各个方向、部位都有苁蓉种子分布，明显提高了苁蓉的接种机率。具体操作步骤为：①挖沟：在梭梭植株的一侧按梭梭定植的行向，距梭梭植株50cm，挖深50cm，宽30cm，长1.5m的坑，假如人工梭梭林生长整齐成行，可在植株两侧挖通直沟。②拌种：将10g种子4等分，每份与10公斤湿润细砂混合搅拌均匀。③撒种：将拌好的种子均匀地撒在挖出的砂面上，前坡面均匀地撒满，过分水岭后，后坡面撒10cm，每份拌好的种子撒单沟20m左右。④填坑：分层式回填砂土，使种子在各个层面呈立体分布状。方法是双手并齐，往沟内刨砂土，一个坡面分四次往接种沟内刨砂土，使沟内的种子在各层面上都有分布，当砂土回填后离地表10~20cm为宜（一般情况下，一沟由4人配合，分层往接种沟内填砂土）。

⑤浇水：填埋后的接种沟要进行灌水，水要浇透，过一月后再灌一次透水。

有条件的地区还可采用机械打坑接种法，利用机引旋转式打坑机在梭梭两侧，距植株30~50cm处（根系分布区）进行打坑，深度40~60cm；其次是将4~5g肉苁蓉种子与约10kg湿润细砂混合均匀（一盆湿砂掺4~5g种子），将混匀的种子均匀地撒在旋出的砂面上；再次是分层式添土，使种子在垂直方向上均匀分布；使其填入的砂土距地表30cm左右并踩实，最后浇水（关键），待水完全渗透后，覆土踩实，做好标记。回填时不宜填满，砂土距地表5~10cm为宜，以便浇灌和存储雨水。若有条件可沟底覆盖腐熟羊粪与砂土按4∶6的比例配制的营养土3~5cm，这样更利于接种。

3. 接种后管理

肉苁蓉接种后，从种子萌发寄生到繁殖生长开始，一直在砂土中生长，一般不进行松土锄草作业，根据寄主长势的强弱，可考虑适当施有机肥。沙漠区风大，梭梭根经常被风吹裸露，要注意培土，或在迎风面建防护林，根据当地降水量及梭梭林的生长情况，在夏季炎热时灌水1~2次，7月份肉苁蓉出土开花时需进行人工辅助授粉以提高结实率。此外，在整个生长季节中要对梭梭林加强人工管理，防止人畜破坏。

4. 病虫害防治

（1）梭梭白粉病每年7~10月发生，绿色同化枝感染白粉病后，病枝变成淡黄色，随后出现白粉，严重时同化枝上形成白粉层。防治方法：发病时可用25%粉锈宁

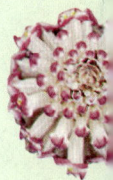

2000倍液喷雾防治。

（2）大沙鼠 大沙鼠啃食梭梭枝条、根系，采用胡萝卜作饵料，用猫王（1∶150）或肉毒杀鼠素（1ml）在洞口投药，防治效果最好，也可用磷化锌或大隆毒饵，于洞口外诱杀。

（3）肉苁蓉根腐病 病原为镰刀菌，发病时常使肉苁蓉肉质茎腐烂，生产上应注意浇水量，对发病株做彻底清理并进行土壤处理。

5. 采收与加工

（1）采收 一般情况下，接种2～3年后即可采挖，当穴面出现裂缝时，距肉苁蓉植株例20～40cm处挖坑，尽可能不要伤及梭梭根系，挖至底部块状吸盘时，要特别小心，用手刨开肉苁蓉周围砂土充分暴露苁蓉群。选高大粗壮的肉苁蓉采挖，保留幼小、瘦弱的待秋季或隔年采挖。采挖时，必须用非金属工具从选定的肉苁蓉块状吸盘以上5～10cm处水平切下，后将原坑土回填整平。每年可采收两次，春季在3月下旬至4月下旬，秋季在10月上旬至11月采收。

若不考虑短期效益，也可采用去头埋藏法，这是一种培育高产商品蓉的方法，即将肉苁蓉挖出，从距地表10cm处去头，摘除其顶端优势，限制生殖生长，集中营养生长，然后覆土埋藏，第2年采挖，埋藏后的单株产量可增加数倍。

（2）加工 晾晒法，白天在砂地上摊晒，晚上收集成堆遮盖起来，防止昼夜温差大而冻坏苁蓉，晒干后颜色好，质量高；窖藏法在冻土层的临界线以下挖一坑，将新鲜肉苁蓉在天气冷凉之时埋入土中，第二年取出晒干。

（二）华北平原管花肉苁蓉起垄—覆膜栽培技术

为充分利用华北平原乃至我国沿海滩涂丰富的柽柳资源和人工栽培濒危寄生药物管花肉苁蓉，河北吴桥等地人工接种管花肉苁蓉已获得成功，但平作处理，土壤透气性差，管花肉苁蓉生长缓慢，易腐烂，起垄覆膜后可降低土壤水分含量，改善土壤的通气状况，是解决华北平原管花肉苁蓉腐烂问题的关键技术。具体方法为：于5月在柽柳行间起土培垄，垄高15～20cm，垄距1.5m（柽柳行距）。6月份华北平原雨季来临前，在柽柳行间垄沟内覆盖地膜，用土压实。其余过程同管花肉苁蓉常规栽培技术。

（三）管花肉苁蓉田间根管接种技术

在管花肉苁蓉田间接种时，应用根管接种方法可以增加种子与柽柳根的接触机率，从而提高管花肉苁蓉的接种率。具体方法为：选择直径为2cm，长10cm的PVC管，将管花肉苁蓉种子与接种介质（粗砂）混匀，装入一端封口的PVC接种管内，每管30粒种子。在柽柳行间挖深50cm、宽40cm的接种沟，露出柽柳根系。选择直径0.2～0.4cm的柽柳根，放入装有种子和接种介质混合的PVC管中，然后灌接种融合剂溶液，使管内接种介质的相对水分含量为80%左右，于5月份接种，可使管花肉苁蓉的接种率达到92.5%。

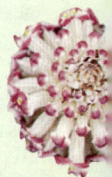

65

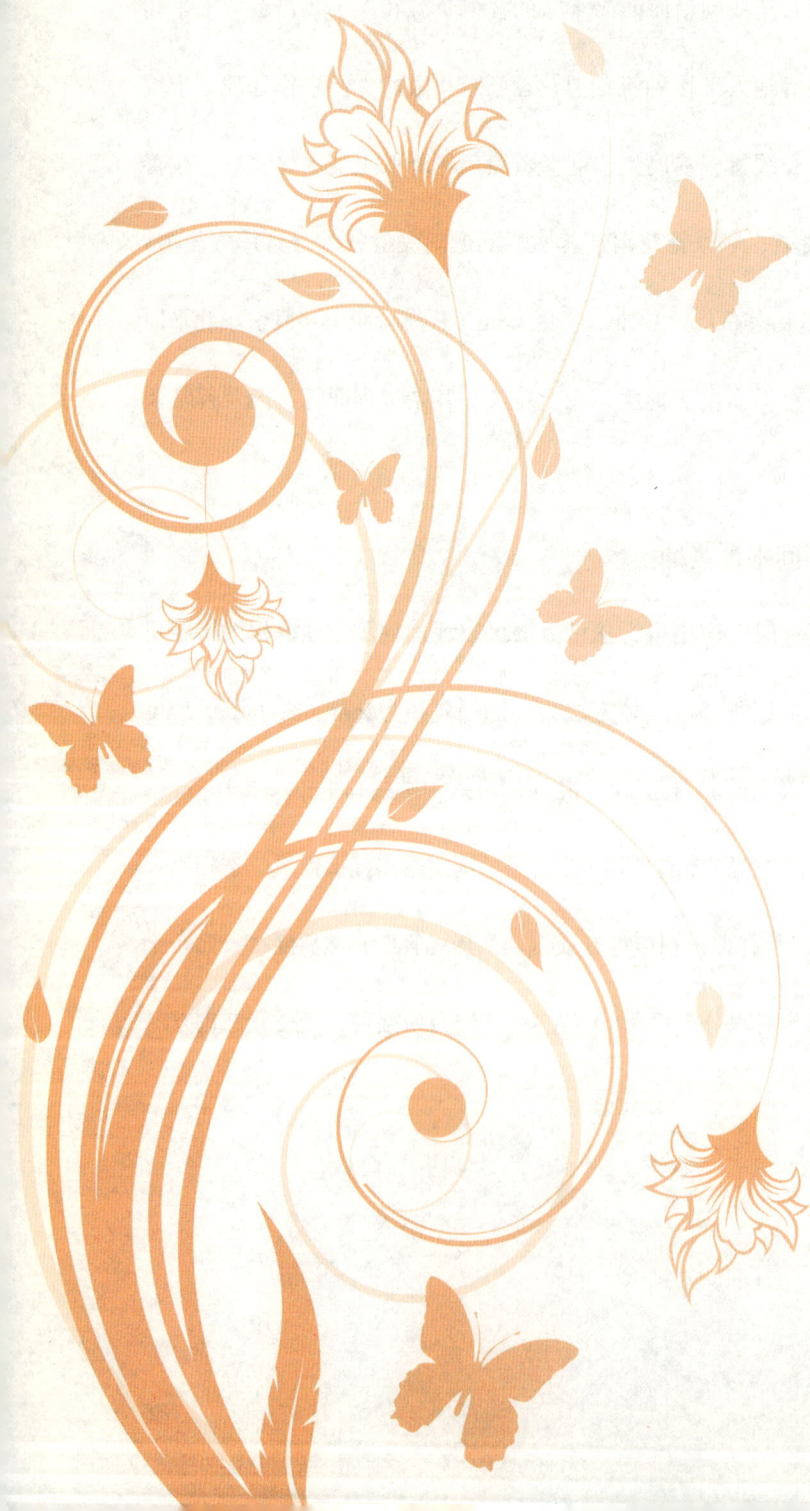

第4章

肉苁蓉药材
质量评价

一、本草考证与道地沿革

（一）肉苁蓉品种考证

肉苁蓉又名大芸（西北地区俗称）、苁蓉（《本草品汇精要》）、肉松蓉（《吴普本草》）、黑司令（《吴普本草》）、纵蓉（《本草经集注》）、地精（《石药尔雅》）、金笋（《现代实用中药》），为著名的补益中药，始载于《神农本草经》，列为上品，并有"生山谷"的记载。

《名医别录》载肉苁蓉"生河西及代郡雁门，五月五日采，阴干"。当时的河西泛指甘肃的黄河以西地区，包括武威、酒泉、张掖等地区。代郡为今河北省蔚县西南及其附近地区，雁门为今山西省河曲、五寨、宁武以北、恒山以西地区。从前采集地下部分入药，一般在花期，"五月五日采"，即说明其花期为农历五月（现在的肉苁蓉花期为公历4～6月），与现在肉苁蓉属Cistanche植物的分布和花期基本相符。

吴普曰："肉苁蓉，一名肉松蓉……生河西山阴地。长三、四寸，丛生。或代郡、雁门，二月至八月采，阴干用之。"从其产地河西山阴和代郡、雁门，形态长三、四寸，数株丛生来看，与盐生肉苁蓉Cistanche salsa（C. A. Mey.）G. Beck相符。陶弘景在《本草经集注》中记载："代郡、雁门属并州，多马处便有，言是野马精落地所生，生时似肉。"说明本品不同于普通植物，人们疑是"野马精落地所生，生时似肉"。虽然此说荒谬，但却道出了肉苁蓉这种本身无根的寄生植物的特征。"今第一出陇西，形扁广，柔润，多花而味甘。"与现今的荒漠肉苁蓉C.deserticola Y. C. Ma

相符。因为本种主要分布于甘肃、内蒙古西部，即当时的"陇西"，茎粗大，干后扁网形，柔软，花序较大，且味甘。"次出北国者，形短而少花。"此为盐生肉苁蓉 C. salsa（C. A. Mey.）C. Beck。北国是指陕西、山西一带，盐生肉苁蓉在山西、陕西、甘肃、内蒙古都有分布，且茎和花序都较短小，与描述完全一致。所以荒漠肉苁蓉和盐生肉苁蓉的茎都作为肉苁蓉入药，且认为荒漠肉苁蓉的质量优于盐生肉苁蓉。

陶弘景在《本草经集注》中还载有"巴东、建平间也有，而不如也"。巴东、建平是指现在湖北西部、四川东部的三峡附近各县，根据产地，本品非肉苁蓉属植物。唐《新修本草》载："此注论草苁蓉，陶未见肉者。今人所用亦草苁蓉去花，用代肉尔。"我们也认为"巴东、建平"所产为当时的草苁蓉。《图经本草》描述肉苁蓉"今陕西州郡多有之，然不及西羌界中来者肉厚而力紧。旧说是野马遗沥落地所生，今西人云：大木间及土堑垣中多生此，非游牝之所而乃有者，则知自有种类耳……皮如松子，有鳞甲。苗下有一细扁根，长尺余，三月采根，采时掘取中央好者，以绳穿，阴干。至八月乃堪用。《本经》云：五月五日采。五月恐已老不堪，故多三月采之……西人多用作食品，噉之，刮去鳞甲，以酒净洗，去黑汁，薄切"。并绘有图。从其产地、形态描述及加工方法中的"去黑汁"来分析，显然是指 Cistanche 属植物。而且纠正了陶弘景的"野马遗沥所生"，认为是由种子繁殖的。同时指出，采集时间三月为佳，五月已不堪用。但《图经本草》的作者也是听人云，而非亲眼所见，故有"或凝其初生于马沥，后乃滋殖，如茜根生于人血之类是也"之说。根据

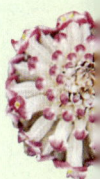

所载产地"陕西州郡多有之"及生境"土堑垣多生此"，其为盐生肉苁蓉。"西羌界（指现在的甘肃西部、青海东北部地区）中来者肉厚而力紧"及生境"大木间多生此"，此处大木即为其寄主，所以此品乃指荒漠肉苁蓉，因为只有荒漠肉苁蓉的寄主梭梭 *Haloxylon ammodendron*（C. A. Mey.）Bunge 是沙漠中的较高大乔木。

日华子云："采访人方知勃落树下并土堑上，此即非马交之处，陶说误耳。又有花苁蓉，即是春抽苗者，力较微耳。"此处勃落树即为肉苁蓉的寄主，但我们查阅了有关文献，都未找到勃落树为何植物。推测勃落树是一种乔木或较高大的灌木，否则不会称其为树，因其又是肉苁蓉的寄主，所以勃落树可能是现代荒漠肉苁蓉的寄主植物梭梭。并指出，肉苁蓉开花后药力降低。

掌禹锡据《蜀本草图经》云："出肃州福禄县沙中，三月、四月掘根，切取中央好者三、四寸，绳穿阴干。八月始好，皮如松子鳞甲，根长尺余。"福禄县即今甘肃酒泉地区，其产地、采集时间、加工方法均与现在的肉苁蓉一致。根据其产地和形态，原植物主要为荒漠肉苁蓉。

《本草衍义》纠正"图经以谓皮如松子有鳞，子字当为壳"。更形象地描述了肉苁蓉属植物的特征。李时珍曰："此物补而不峻，故有从容之号，知缓之貌。"道出了肉苁蓉的功效。《本草求真》绘有老嫩肉苁蓉图，考证为荒漠肉苁蓉。《植物名实图考》及其长编对肉苁蓉的记载都录自以前的本草著作，但所附之图显然非列当科植物。

综上所述，历代本草所记载的肉苁蓉基本一致，原植物为荒漠肉苁蓉和盐生肉苁蓉，且认为前者质量较佳。本草所载肉苁蓉的产地为山西、陕西、内蒙古西部、宁夏、甘肃及青海东北部。由于大量采挖和生态环境的变化，如今山西、陕西、青海基本不产肉苁蓉，所以对肉苁蓉属植物的保护应引起人们的重视。现今肉苁蓉的主要产地为内蒙古西部、甘肃和新疆。

（二）药用历史沿革

肉苁蓉入药始载于《神农本草经》，云："肉苁蓉，味甘，微温……治五劳七伤，补中，除茎中寒热痛，养五脏，强阴，益精气，多子，妇人癥瘕，久服轻身。"其意为：肉苁蓉治疗各种疾病和身体虚弱，补中，除阴茎寒热痛，滋养五脏，强阴，益精补气，促生育，治疗妇科各种良性肿瘤，久服身体健康。《名医别录》，云："肉苁蓉，味酸、咸，无毒。除膀胱邪气，腰痛，止痢。"陶弘景云："生时似肉，以作羊肉羹，补虚乏极佳，亦可生啖。"

《药性论》载："肉苁蓉，益髓，悦颜色，延年，治女人血崩，壮阳，日御过倍大补益。主赤白下，补精败，面黑，劳伤。用苁蓉四两，水煮令烂，薄切细研，精羊肉分为四度，五味，以米煮粥，空心服之。"首次提出肉苁蓉具有益髓、美容、延年益寿、壮阳、治疗女子血崩、赤白带下、男子性生活过度等作用。日华子云："治男绝阳不兴，女绝阴不产，润五脏，长肌肉，暖腰膝，男子泄精，尿血，遗沥，带下，阴痛。"首次提出肉苁蓉可以治疗小便遗沥，并进一步明确肉苁蓉既治男子阳痿不举，又治女子绝阴不产。

《图经本草》载："肉苁蓉……西人多用作食品啖之，刮去鳞甲，以酒净洗，去

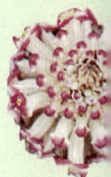

黑汁，薄切，合山芋、羊肉作羹，极美好益人，食之胜服补药。"介绍了肉苁蓉作为药膳的做法和效用。陈藏器序云："强筋健髓，苁蓉、鳝鱼为末，黄精酒丸服之，力可十倍。"李时珍曰："此物补而不峻，故有从容之号。从容，知缓之貌。"说明肉苁蓉补而不峻，属于温补之品。《本草蒙筌》载："肉苁蓉，味甘、酸、咸，气微温。无毒……助相火补益劳伤，暖腰膝坚强筋骨。丹溪云：虽能峻补精血，骤用反动大便……润大便燥结，若溏泻者，切忌服之。"提出肉苁蓉具有润肠通便作用，大便溏泻者忌用。《得配本草》载："肉苁蓉，味咸，性温。入命门，兼入少阴经血分。壮阳强阴，除茎中虚痛，腰膝寒痛，阴冷不孕。同鳝鱼为末，黄精汁为丸服之，力增十倍。得山萸肉、北五味，治善食中消。得沉香，治汗多虚便，合菟丝子，治尿血泄精。佐精羊肉，治精败面黑……大便滑，精不固，火盛便闭，阳道易举，心虚气胀，皆禁用。"首次提出禁用之证。

《本草求真》载："肉苁蓉，滋肾润燥。专入肾，兼入大肠。甘酸咸温，体润色黑。诸书既言峻补精血，又言力能兴阳助火，是明因其气温，力专滋阴，得此阳随阴附而阳自见兴耳。惟其力能滋补，故凡癥瘕积块，得此而坚即消。惟其滋补而阳得助，故凡遗精茎痛，寒热时作，亦得因是而除。若谓火衰至极，用此甘润之品，同于附桂，力能补阳，其失远矣。况此言补阴，而补阴义以苁蓉为名，是明因其功力不骤，气专润燥，是亦宜于便闭，而不宜于胃虚之人也。谓之滋阴则可，谓之补火正未必然。"对肉苁蓉既能滋阴，又能助阳的功效进行了解释，并提出胃虚者不宜用。《本经逢原》："老人燥结，宜煮粥食之。但胃气虚者食之，令人呕吐泄泻。"《本草概要》:"功能兴阳道,益精髓,强筋骨。治神经衰弱、阳痿。"《中药大辞典》:"味甘、酸、咸,性温。功能补肾,益精,润燥,滑肠。治男子阳痿,女子不孕,带下,血崩,腰膝冷痛,血枯便秘。"

隋唐之前,肉苁蓉主要用于一些内科虚劳性疾病,如五劳七伤、精少无子等症。唐宋至金元时代,肉苁蓉广泛应用于临床诸症的治疗,如在孙思邈《千金要方》中,肉苁蓉多应用于治疗肾脏和膀胱的方剂,此外其他脏腑方剂(肝、胆、心、小肠、脾、肺、大肠)以及妇人方、风毒脚气方、治诸风方、伤寒方、消渴方、丁肿方、痔漏方、备急方中也可见肉苁蓉。明清时期本草基本是转引或总结前朝著作,没有新的发展。李时珍《本草纲目》总结前代本草学著作对肉苁蓉的研究,提出:"此物补而不峻,固有从容之号。从容,和缓之貌。"《本草备要》指出肉苁蓉一药关键在于"补肾命,滑肠"。《药品化义》强调肉苁蓉"属阳中之阴……主壮肾,为扶阳固精之品。"清代黄元御在《玉揪药解》中对肉苁蓉功能主治有过高度评价,云:"滋木清风,养血润燥,善滑大肠,而下结粪,其性从容不迫,未至滋湿败脾,非诸润药可比。方书称其补精益髓,悦色延年,理男子绝阳不兴,女子绝阴不产,非溢美之词。"综合历代本草的记述,肉苁蓉功效主要来自于《神农本草经》和《名医别录》,此后历代医家在临床应用中又有发展,归纳起来主要是用于治疗肾阳不足、精血亏虚、阳痿不孕、腰膝酸软、筋骨无力和肠燥便秘。

《中国药材标准名录》详细记录了肉苁蓉属植物收载于各地方药材标准的情况:肉苁蓉 *C. deserticola* 自1977年开始被历版《中国药典》的所收载,同时也被两个地

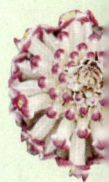

方标准（1986年版《内蒙古蒙药材标准》和1980年版《新疆维吾尔自治区药品标准》第二册）所收载；同属的盐生肉苁蓉 *C. salsa* 是1963年版《中国药典》的收载种，同时也被多个地方标准（1988年版《内蒙古中药材标准》、1993年版《宁夏中药材标准》、1987年版《新疆维吾尔自治区药品标准》、《水飞蓟等二十二种甘肃省中药材质量标准（试行）》甘卫药字（92）第417号、2009年版《甘肃省中药材标准》）所收载；管花肉苁蓉 *C. tubulosa* 从2005年开始被列入《中国药典》与肉苁蓉一起均作为肉苁蓉药材使用，同时也被收录于1987年版《新疆维吾尔自治区药品标准》。但是同属的沙苁蓉 *C. sinensis* 从未被任何地方标准所所收录，因其数量稀少，植株小，产量低，仅在宁夏和甘肃民间入药。2015年版《中国药典》：肉苁蓉，甘、咸，温。归肾、大肠经。功能补肾阳，益精血，润肠通便。用于肾阳不足，精血亏虚，阳痿不孕，腰膝酸软，筋骨无力，肠燥便秘。现代药理研究和临床应用表明，肉苁蓉还具有提高学习记忆能力、抗老年痴呆等作用。

（三）道地产区考证

最早记载肉苁蓉产地的是汉末《名医别录》云："肉苁蓉生河西山谷及代郡雁门"，古河西相当今甘肃河西走廊与湟水流域。魏晋时《吴普本草》记载："生河西山阴地……或代郡雁门"代郡，雁门汉置，在今山西雁北。陶弘景曰"今第一出陇西……次生北国，巴东建平亦有而不如巴"，陇西秦置，在甘肃临洮南，为古丝绸之路沿线药材集散地，代郡雁门为古代长城要塞，是内外各民族药商交易药材地。北国应指山西北部，内蒙古东南部及河北等北方省区；巴东建平在今四川东北部。由上可知，本草记载肉苁蓉的最早产区为甘肃河西；最早集散地为山西北部（内蒙古产肉苁蓉在此交易）。唐代以来，其产地不断扩大，《千金翼方》载，原州（甘肃镇原）、灵州（宁夏中卫、中宁）产苁蓉；兰州（甘肃皋兰）、肃州（甘肃酒泉）产肉苁蓉。《郡县志》载肉苁蓉渭州（甘肃东南部），保安郡（陕西志丹县北），唐县、曲阴、行唐、安定（河北保定西南）皆土产。《太平寰宇记》又载，肉苁蓉朔州（山西朔县附近），云州（山西外长城以南，桑干河以北）土产。元《一统志》谓肉苁蓉"昆仑崆峒（甘肃平凉）之间所出。巩昌府，会州（甘肃会宁县一带)"。综上所述，唐以后肉苁蓉产区较魏晋时代有了很大变化，许多产区已远远超出了肉苁蓉属（*Cistanche*）植物的生境范围，不难看出，古代所载肉苁蓉尚包括形态很相近的列当属（*Orobsnehe*）植物。

宋时《本草图经》记载："生河西山谷及代郡雁门"的描述。"河西"春秋战国时，指今山西、陕西两省间黄河南段以西地区，汉时，多指甘肃、青海两省黄河以西的地区。可见随朝代更替此古地名所指范围亦有变化，而"代郡雁门"的行政划分在历史上的变化更为复杂。南朝梁时陶弘景描述："代郡雁门属并州"，并州行政区划同样历代多有变化，汉时包括山西省大部分地区及内蒙古，河北部分地区。《本草图经》亦有描述："今陕西州郡多有之，然不及西羌界中来者。"宋时"陕西"与今陕西划分相近。西羌，古代藏族的族部名，此泛指今西藏及甘、青、川、滇各藏族聚居地区。五代时期《蜀本草》载："出肃州福禄县沙中"，肃州福禄县即今甘肃酒泉附近。明《本草纲目》记载："陶弘景曾曰：'芮芮河南间至多，今第一出陇西……

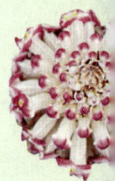

次出北国者。'"芮芮,古族明,即柔然的异译,主要游牧于今蒙古国鄂尔浑河流域。"河南"即指今内蒙古附近。"陇西"因在陇山以西而得名。陇山即陇坻,此泛指六盘山以西、黄河以东一带。又一说,"陇西"即甘肃别称。"北国"推测为山西,陕西一带。即内蒙古多产,而优质产区主要在甘肃青海一带。

可见,虽历代本草描述肉苁蓉药材产地地名随朝代更替有所变化,但其产地都包括在山西、陕西、甘肃、青海、宁夏、内蒙古等地范围内。对比陈君等肉苁蓉产地适宜性数值分析:新疆、内蒙古、宁夏、甘肃、青海省区分布着肉苁蓉的适宜产区,其中内蒙古阿拉善高原、新疆北疆东部、甘肃河西走廊北部、宁夏中北部是肉苁蓉适宜分布集中区。分析表明历代本草记载与现今研究基本吻合。而在管花肉苁蓉的产地研究相关报道显示:我国管花肉苁蓉仅自然分布于我国新疆天山以南塔克拉玛干沙漠周围各县。与古时肉苁蓉原植物产地有明显出入,故推测古时肉苁蓉药材原植物来源不包括管花肉苁蓉。并且,历代本草记载甘肃青海都为优质肉苁蓉药材产区。根据市场调研发现现今优质肉苁蓉药材的主产区在内蒙古阿拉善盟附近,甘肃几乎不产肉苁蓉,而青海产肉苁蓉品质较差,可能由于贸易交流原因,内蒙古所产肉苁蓉并未被大量使用,而由于过度采挖,环境恶化,甘肃青海一带优质肉苁蓉资源已枯竭。

二、药典标准

《中国药典》(2015年版)规定,肉苁蓉为列当科植物肉苁蓉*Cistanche deserticola* Y. C. Ma或管花肉苁蓉*Cistanche tubulosa*(Schenk)Wight的干燥带鳞叶的肉质茎。春

季苗刚出土时或秋季冻土之前采挖，除去茎尖。切段，晒干。

【性状】肉苁蓉　呈扁圆柱形，稍弯曲，长3～15cm，直径2～8cm。表面棕褐色或灰棕色，密被覆瓦状排列的肉质鳞叶，通常鳞叶先端已断。体重，质硬，微有柔性，不易折断，断丽棕褐色，有淡棕色点状维管束，排列成波状环纹。气微，味甜、微苦。

管花肉苁蓉　呈类纺锤形、扁纺锤形或扁柱形，稍弯曲，长5～25cm，直径2.5～9cm。表面棕褐色至黑褐色。断面颗粒状，灰棕色至灰褐色，散生点状维管束。

【鉴别】取本品粉末1g，加甲醇20ml，超声处理15分钟，滤过，滤液浓缩至近干，残渣加甲醇2ml使溶解，作为供试品溶液。另取松果菊苷对照品、毛蕊花糖苷对照品，加甲醇分别制成每1ml含1mg的溶液，作为对照品溶液。照薄层色谱法（通则0502）试验，吸取上述三种溶液各2μl，分别点于同一聚酰胺薄层板上，以甲醇-醋酸-水（2∶1∶7）为展开剂，展开，取出，晾干，置紫外光灯（365nm）下检视。供试品色谱中，在与对照品色谱相应的位置上，显相同颜色的荧光斑点。

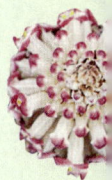

【检查】水分　不得过10.0%（通则0832第二法）。

总灰分　不得过8.0%（通则2302）。

【浸出物】照醇溶性浸出物测定法（通则2201）项下的冷浸法测定，用稀乙醇作溶剂，肉苁蓉不得少于35.0%，管花肉苁蓉不得少于25.0%。

【含量测定】照高效液相色谱法（通则0512）测定。

色谱条件与系统适用性试验　以十八烷基硅烷键合硅胶为填充剂；以甲醇为流动相A，以0.1%甲酸溶液为流动相B，按下表中的规定进行梯度洗脱；检测波长为

330nm。理论板数按松果菊苷峰计算应不低于3000。

时间（分钟）	流动相A(%)	流动相B(%)
0~17	26.5	73.5
17~20	26.5→29.5	73.5→70.5
20~27	29.5	70.5

对照品溶液的制备 取松果菊苷对照品、毛蕊花糖苷对照品适量，精密称定，加50%甲醇制成每1ml各含0.2mg的混合溶液，即得。

供试品溶液的制备 取本品粉末（过四号筛）约1g，精密称定，置100ml棕色量瓶中，精密加入50%甲醇50ml，密塞，摇匀，称定重量，浸泡30分钟，超声处理40分钟（功率250W，频率35kHz），放冷，再称定重量，加50%甲醇补足减失的重量，摇匀，静置，取上清液，滤过，取续滤液，即得。

测定法 分别精密吸取对照品溶液与供试品溶液各10μl，注入液相色谱仪，测定，即得。

本品按干燥品计算，肉苁蓉含松果菊苷（$C_{35}H_{46}O_{20}$）和毛蕊花糖苷（$C_{29}H_{36}O_{15}$）的总量不得少于0.30%；管花肉苁蓉含松果菊苷（$C_{35}H_{46}O_{20}$）和毛蕊花糖苷（$C_{29}H_{36}O_{15}$）的总量不得少于1.5%。

饮片

【炮制】肉苁蓉片 除去杂质，洗净，润透，切厚片，干燥。

　　肉苁蓉片呈不规则形的厚片。表面棕褐色或灰棕色。有的可见肉质鳞叶。切面有淡棕色或棕黄色点状维管束，排列成波状环纹。气微，味甜、微苦。

　　管花肉苁蓉片　切面散生点状维管束。

　　【鉴别】【检查】【浸出物】【含量测定】同药材。

　　酒苁蓉取净肉苁蓉片，照酒炖或酒蒸法（通则0213）炖或蒸至酒吸尽。

　　酒苁蓉形如肉苁蓉片。表面黑棕色，切面点状维管束，排列成波状环纹。质柔润。略有酒香气，味甜，微苦。

　　酒管花苁蓉切面散生点状维管束。

　　【性味与归经】甘、咸，温。归肾、大肠经。

　　【功能与主治】补肾阳，益精血，润肠通便。用于肾阳不足，精血亏虚，阳痿不孕，腰膝酸软，筋骨无力，肠燥便秘。

　　【用法与用量】6～10g。

　　【贮藏】置通风干燥处，防蛀。

三、质量评价

　　中药质量的评价经历了早期的以药材的形状、大小、颜色、气味、表面特征、质地等特征鉴别药材的真伪和显微鉴别为主的传统评价模式，发展成为利用现代分析仪器为主的化学成分定性鉴别和指标性成分检测的中药质量控制模式。

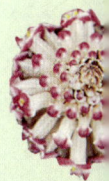

（一）肉苁蓉混伪品鉴别

肉苁蓉为产于沙漠的寄生植物，从历代本草可以看出，药源一直非常紧缺，故时有代用品、伪品出现。列当*Orobanche coerulescens* Steph. 即历代本草所指的草苁蓉一直是肉苁蓉的代用品。陶弘景所指"巴东、建平间亦有，而不如也"，即指此物。《本草蒙筌》载："又种锁阳……以酥涂炙，代用（指肉苁蓉）亦宜。"所以当时还有以锁阳*Cynomorium songaricum* Rupr.作为肉苁蓉代用品的。20世纪60~70年代以来，由于药源紧张，东北植物草苁蓉*Boschniakia rossica*（Chamisso et Schlechtendal）B. Fedtschenko的茎也被作为肉苁蓉的代用品，至今在东北有些地方仍有使用，俗称"不老草"。肉苁蓉的伪品最早见于《本草衍义补遗》，有"盖肉苁蓉罕得，人都以金莲根用盐盆制而为之"，可见当时有以金莲根加工后冒充肉苁蓉的。此处所说的金莲根查阅了许多文献都未见记载，根据其植物名"金莲"，推测为开黄花的一种植物，又与肉苁蓉相似，所以推测可能为现今的黄花列当*Orobanche pycnostachya* Hance。《本草蒙筌》有"今人以嫩松梢盐润为之"。所以当时还有以松的幼嫩枝梢加工后冒充肉苁蓉的。而历代本草描述肉苁蓉药材性状与管花肉苁蓉差别较大，进一步推测其不是肉苁蓉药材原植物来源之一。

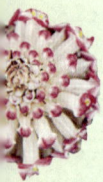

综上所述，肉苁蓉的代用品有盐生肉苁蓉、锁阳、草苁蓉，伪品有金莲根和嫩松梢等。几种常见肉苁蓉及其混伪品性状、显微及粉末鉴别见表4-1。

表4-1 肉苁蓉及其混伪品性状、显微及粉末鉴别

	肉苁蓉	管花肉苁蓉	草苁蓉	盐生肉苁蓉	锁阳
性状与显微特征	形状扁圆柱形，一端略细，稍弯曲，长10~30cm，直径3~6cm，表面灰棕色或棕褐色，密被肥厚的肉质鳞片，呈覆瓦状排列；鳞叶先端已断，但剩余部分较多；质坚硬，微有油性，肉质带有油性；断面棕色，有点状白点排列成波状环纹，点状脐点少见，花序少见，气微，口之亦气微，多点状脐点多，口尝味微甜、口尝味咸；淀粉粒多。薄壁细胞微弯曲或观几，细胞淡黄色或无色；导管和纤维少见；淀粉粒极多，脐点点状、人字形、十字形，呈类圆形、椭圆形，少为类长梭形；纤维大多成束，细胞无色或淡黄色，薄壁细胞淡黄色或无色，细胞内含淡黄色色物	形状呈圆柱形，稍弯曲，长5~15cm，直径1~3cm，瓦状排列较完整，鳞叶较完整，表面红棕色或灰褐色，呈覆瓦状排列；鳞叶先端多已断落，片先端多已断，不易折断，有花在1cm以上，整个鳞片略呈点状，点状维管束排列成波状环纹，花约1cm，质坚硬，无韧性，多呈灰棕色，有的外圈呈黑色质硬胶质样，不规则散在，有的小裂隙，微苦；闻之气微，口尝味甜，淀粉粒极多，粉末黄棕色，淀粉粒极多，圆形、类圆形、人字形，脐点点状，人字状，有具缘纹孔导管和网纹导管，导管纤维束，纤维和纤维少见，黄色、长梭形，呈长梭形，少为细胞；薄壁细胞，孔沟较明显，呈类长方形、类方形或类长方形，叶表皮细胞类方形或类方形，垂周壁连珠状增厚	形状扁圆柱形，长5~15cm，直径1~3cm，覆瓦状排列，表面黄棕色或棕褐色，面维管束断面呈蜂窝状通环状气孔，定式气孔，质硬无柔性，断面淡棕色，维管束，排列为菊花状纹，面有淡棕色维管束，排列为菊花状纹，气微，味甜，口之少见。横切面呈深黄色，质坚硬，维管束排列呈深波状环，髓部明显，中央常呈双中空，髓部细胞大，髓射线纹不明显；纤维管胞较钝，两端渐尖，直径75~160μm，直径8~38μm，具缘纹孔，长150~270μm，直径6~14μm，韧型纤维长梭形，一端渐尖，长80~215μm，直径8~10μm，脐点点状，圆形或类圆形，圆形或类圆形，有部分细胞类方形或类长方形或类方形，叶表皮细胞类方形或类方形，垂周壁连珠状增厚	形状扁圆柱形，鳞叶卵形或矩圆形披针形，长1~2.5cm，穗叶花序。有淡宽4~8cm，棕色点状维管束排列成波状环纹。表皮黄褐色，具有不；定式气孔，质硬无柔性，断面淡棕色或棕褐色，面有淡棕色维管束，排列为三角状排列；气微，味甜，味甜，质地苦。横切面呈圆形或类圆形，坚硬，维管束排列呈深波状环，髓部明显，中央常呈双，髓部细胞大，髓射线纹不明显。表皮为1列整齐而紧密长方形细胞，形或类长方形细胞，数个薄壁细胞组成，皮层由数十层薄壁细胞，薄壁细胞大内含方形和棕黄色粘状物，有的可见圆孔形状腺；柱内含结晶和棕黄色块状物，呈类长方形，淀粉粒较多，直径14~35μm，脐点为裂缝状，多；类球形复粒，偶见2分粒或单粒，偶见长纹，层纹，网纹导管，主为网纹导管，网纹导管；也有螺纹导管，导管旁的薄壁细胞中含淡棕色物	形状扁圆柱形，微弯曲；长15~50mm，残存三角形黑棕色鳞片，表皮粗糙，具明显纵沟不规则凹陷，具有质硬，难折断，表面棕色或棕褐色，断面浅棕状棕褐色或棕褐色；维管束呈三角状环状排列；气微，味甘而涩。横切面表皮多脱落，偶有残破，细胞断碎，棕色块状形状一，存；皮层狭窄，细胞内含多，木栓色物层；中柱维管束多，木质部导管木质部导管多，分层均匀；木质部导管多，无髓部。薄壁细胞众多，胞腔内无化，数个可见圆孔形状无化，数个相连成破碎，胞腔内无满淀粉粒并含棕色色物；栓内层细胞极多，表面有纹理；淀粉粒极多，点状，十字等；导管棕色或无色，点状，十字等；导管棕色或无色，网纹导管；主为网纹导管，管，导管旁的薄壁细胞中含淡棕色色物

（二）肉苁蓉质量评价

1. 参考药典标准评价研究

《本草求真》记载："长大如臂，重至斤许，有松子鳞甲者良。"长，粗大，而质重为肉苁蓉的特点，也体现出古人对于质优苁蓉的判断标准为越长而粗，鳞叶较宽的品种越好，现药典中肉苁蓉性状描述为："长3～15cm，直径2～8cm"，属于最小的肉苁蓉，从市场调研发现，肉苁蓉药材价格也是较长的价格比较贵。由于肉苁蓉长度大小变化差异较大，可针对不同大小肉苁蓉药材参考药典标准做详细的成分含量和药效比较研究，为规范市场价格提供科学依据。

《中国药典》对肉苁蓉质量控制的要求为水分不得过10%，总灰分不得过8%，乙醇浸出物肉苁蓉不得少于35.0%，管花肉苁蓉不得少于25.0%，肉苁蓉含松果菊苷（$C_{35}H_{46}O_{20}$）和毛蕊花糖苷（$C_{29}H_{36}O_{15}$）的总量不得少于0.30%；管花肉苁蓉含松果菊苷（$C_{35}H_{46}O_{20}$）和毛蕊花糖苷（$C_{29}H_{36}O_{15}$）的总量不得少于1.5%。朱乃亮等利用超高效液相色谱法（UPLC）对荒漠肉苁蓉和管花肉苁蓉药材质量进行比较，研果表明：两种肉苁蓉指纹图谱具有显著区别，苯乙醇苷和环烯醚萜苷是其中的两大类成分，荒漠肉苁蓉中苯乙醇苷和环烯醚萜苷含量比较平均，且荒漠肉苁蓉中苯乙醇苷的含量要明显低于管花肉苁蓉，管花肉苁蓉中苯乙醇苷类成分含量明显高于环烯醚萜苷类成分，其中苯乙醇苷主要是松果菊苷和毛蕊花糖苷两大成分，其他苯乙醇苷类成分含量较低。王力伟等利用超高效液相色谱–串联三重四极杆质谱联用法（UPLC–QQQMS）比较不同种类、不同产地及不同处理下肉苁蓉中苯乙醇苷类化合物的含量，检测结果显示：不同种类、不同产地及不同处理下肉苁蓉中苯乙醇苷类化合物含量的差异较大，同一种肉苁蓉经过冷冻干燥处理后，其苯乙醇苷类化合物松果菊苷（echinacoside）和毛蕊花糖苷（acteoside）的总含量显著高于人为烘干及自然风干处理的肉苁蓉样品，而所测定的14种有效成分在自然风干的肉苁蓉中的含量均较人为烘干的肉苁蓉高；不同种肉苁蓉其松果菊苷和毛蕊花糖苷的总含量顺序为管花肉苁蓉>盐生肉苁蓉>肉苁蓉；松果菊苷和毛蕊花糖苷在不同产地的盐生肉苁蓉中的测定结果表明，产于新疆塔城的明显高于新疆察布查尔县和新疆布尔津县。袁彦采用高效液相色谱法（HPLC）、醇溶冷浸法和马福炉法测定磴口地区3个主要地域所产肉苁蓉的药用成分、浸出物、灰分等质量指标，结果表明：磴口地区所产肉苁蓉的松果菊苷、毛蕊花糖苷、苯乙醇苷、松果菊苷：毛蕊花糖苷（比值）、灰分、浸出物的差异巨大，果菊苷和苯乙醇苷含量顺序均为：磴口县补隆淖镇>磴口县红房子社>磴口县架子滩基地，而毛蕊花糖苷的含量顺序为：磴口县红房子社>磴口县补隆淖镇>磴口县架子滩基地，并且各地域所产肉苁蓉中松果菊苷、毛蕊花糖苷以及苯乙醇苷含量差异均达显著水平（$P<0.05$），但是各产地所产肉苁蓉松果菊苷和毛蕊花糖苷总量均高于《中国药典》水平。磴口地区不同地域肉苁蓉松果菊苷和毛蕊花糖苷比例顺序为磴口县架子滩基地>磴口县补隆淖镇>磴口县红房子社。3个不同地域所产肉苁蓉灰分含量顺序依次为：磴口县红房子社>磴口县补隆淖镇>磴口县架子滩基地。其中磴口县红房子社所产肉苁蓉灰分为4.18%，为磴口县架子滩基地所产肉苁蓉灰分的1.3倍，但是各个产地所产肉苁蓉中灰分的量均低于《中国药典》水平。磴口县补隆

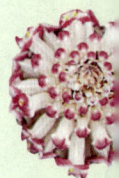

淖镇所产肉苁蓉浸出物含量最高，达80.40%，磴口县架子滩基地所产肉苁蓉浸出物含量次之，为71.36%，而磴口县红房子社所产肉苁蓉浸出物含量最低，仅为65.20%，但是3个产地所产肉苁蓉浸出物含量均远远高于《中国药典》的标准，总之磴口地区所产肉苁蓉质量均优于《中国药典》水平，但是各个产地间质量存在差异。

杨太新等通过高效液相色谱法分析管花肉苁蓉不同生长时间和部位的松果菊苷、毛蕊花糖苷及半乳糖醇含量，结果表明管花肉苁蓉不同生长时间的松果菊苷和毛蕊花糖苷含量以11月最高，分别为295.25mg/g和48.25mg/g，两者均表现为11月＞10月＞12月；半乳糖醇含量12月最高为36.71mg/g，12月＞11月＞10月；管花肉苁蓉不同部位的松果菊苷和毛蕊花糖苷含量基部＞中部＞顶部，半乳糖醇含量顶部＞中部＞基部；管花肉苁蓉不同生长时间和部位的松果菊苷、毛蕊花糖苷和半乳糖醇含量差异显著。此外，杨太新等还对华北平原管花肉苁蓉不同时期、不同部位的甘露醇含量和多糖含量进行研究，结果表明一年生、二年生华北平原管花肉苁蓉甘露醇含量和多糖含量的年内变化趋势基本一致，10月均达到最高值，分别为6.01%、7.12%和9.17%、10.36%，且二年生肉苁蓉的甘露醇和多糖含量高于同期一年生肉苁蓉；肉苁蓉不同部位的甘露醇和多糖含量表现为：基部＞中部＞顶部；华北管花肉苁蓉不同时期、不同部位的甘露醇和多糖含量差异极显著。

2. 肉苁蓉综合质量评价研究

中药是整体的综合作用，所含的物质数、物质量及组成比例的差异，都会对功效产生影响。中药指纹图谱是目前国际社会比较认可的，是鉴别中药真实性和评价其质量一致性的切实可行的重要质量控制方法。屠鹏飞等运用HPLC对国产4种及1变种肉苁蓉药材所含的苯乙醇苷类成分进行了研究，分析了它们的HPLC图谱，结果这些生药材均含有多种苯乙醇苷，其中荒漠肉苁蓉、栽培荒漠肉苁蓉、盐生肉苁蓉、盐生油肉苁蓉、白花盐苁蓉和管花肉苁蓉所含苯乙醇苷成分相似，而沙苁蓉与其他种差别较大。谢洁娜等采用HPLC梯度洗脱的方法建立指纹图谱，通过"计算机辅助相似度评价系统"软件进行数据处理，据此对不同来源的药材进行比较分析。结果表明该方法精密度、稳定性、重现性较好；不同来源的药材指纹图谱差异较大。王长林等采用HPLC法分析了管花肉苁蓉不同样品的指纹图谱，发现不同生长时间、不同部位、栽培品与野生品、花期各部位之间管花肉苁蓉苯乙醇苷类成分的种类基本一致，只是各成分含量有明显的差异，认为管花肉苁蓉的栽培时间应在3年以上，采挖时间应严格控制在开花以前，且栽培管花肉苁蓉的质量不如野生品药材。刘友刚等建立了不同产地肉苁蓉的高效液相（HPLC）指纹图谱，并进行栽培品和野生品指纹图谱的比较研究，采用计算机辅助相似性评价软件分析了相似度，结果表明不同产地的肉苁蓉样品都出现了相应的特征性成分峰，但峰面积比值不尽相同，不同产地药材的指纹图谱差异较大，野生和栽培肉苁蓉的指纹图谱的相似性也较低，因此利用高效液相色谱指纹图谱可以较为全面地反映其内在质量情况，为肉苁蓉药材的质量控制提供有效手段。

高效液相色谱法因其灵敏度高、线性范围广等优点，在肉苁蓉中苯乙醇苷类物质的含量测定中应用最广。因此，国内外学者主要采用HPLC–UV法测定肉苁蓉中的

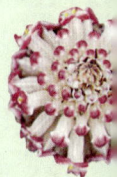

苯乙醇苷含量，对肉苁蓉进行质量控制。屠鹏飞等采用反相高效液相色谱法，对4种1变种肉苁蓉类生药和25份商品药材所含的苯乙醇苷类成分进行了定性和定量分析。定性分析结果表明，荒漠肉苁蓉、盐生肉苁蓉、白花盐苁蓉和管花肉苁蓉所含成分相似，沙苁蓉区别较大。定量分析采用松果菊苷和类叶升麻苷为标准品，结果发现这两种化合物在盐生肉苁蓉中含量最高。Moriya等采用HPLC法研究中国、土耳其、巴基斯坦、巴林和卡塔尔等不同产地肉苁蓉属植物中苯乙醇苷类成分，发现土耳其产盐生肉苁蓉的苯乙醇苷总量最高。徐文豪等用HPLC法比较了荒漠肉苁蓉和盐生肉苁蓉的苯乙醇苷类成分，结果表明两者的苯乙醇苷种类相同，但后者的总苷含量相对较高。张思巨等利用RP–HPLC同时测定了肉苁蓉中松果菊苷和毛蕊花糖苷的含量。张烜等建立了同时测定不同产地、不同寄主肉苁蓉中毛蕊花糖苷和松果菊苷含量的HPLC方法。其他利用HPLC–UV检测肉苁蓉中苯乙醇苷含量的报道中色谱条件各有不同，但差异不大。

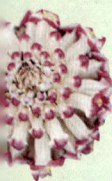

第5章

肉苁蓉现代研究
与应用

一、化学成分

从20世纪80年代开始，国内外对肉苁蓉的化学成分进行了大量研究，其中日本起步较早，随着分离提取和检测技术的飞速发展，已从肉苁蓉 *C. deserticola* 中分离出多种类型的物质，主要化学成分可分为苯乙醇苷类、环烯醚萜类、木脂素类及苷类化合物、多糖及其衍生物、甜菜碱及其他类化合物等。目前，苯乙醇苷类的种类最多，在防止脂质过氧化发挥肝保护作用和清除NO自由基体现抗炎活性方面发挥着作用。肉苁蓉多糖也是的一种重要的药理活性成分，具有抗氧化和抗衰老的作用，并在免疫和抗脂质过氧化方面有独特作用。此外，肉苁蓉中含有一定量的甜菜碱和半乳糖醇，具有促进脂肪代谢、抗脂肪肝、保护肾脏、降压和润肠通便的功能。

（一）苯乙醇苷类

苯乙醇苷类是肉苁蓉中的主要有效活性成分，也是肉苁蓉质量控制的主要检测指标。早期的苷类物质的含量测定大多是对其苯乙醇总苷的含量进行测定，常采用比色法，如成杰等将肉苁蓉用乙醇回流提取，提取液经浓缩，乙酸乙酯脱脂和正丁醇萃取有效成分等步骤，再经大孔树脂、AB-8吸附，甲醇洗脱，用紫外分光光度法测定含量。结果表明测定的范围为3.20～32.0mg/L，平均回收率为100.6%，RSD=3.5%。李俐等采用应用苯乙醇苷类中的酚性基团与重氮盐能生成有色物质为原理，在486nm处进行测定，回收率101.3%，RSD为3.70%。但比色法存在稳定性差、可重复性差、误差大等缺点，并且前处理复杂，不适合苯乙醇苷的定量测定。高效液相色谱法（HPLC）因其灵敏度高、线性范围广等优点，在肉苁蓉中苯乙醇苷类物质的含量测定中应用最广。张思巨等利用HPLC同时测定了肉苁蓉中松果菊苷和毛蕊花糖苷的含量。测定条件：以流动相（乙腈–甲醇–0.1%醋酸溶液10：15：75）为溶剂，超声提取40分钟，制备得供试品溶液，色谱条件以十八烷基硅烷键合硅胶为填充剂；以乙腈–甲醇–0.1%醋酸溶液（10：15：75）为流动相，检测波长为334nm，结果表明此方法简便，精密度、重现性良好，结果准确可靠。该方法被2005年版《中国药典》采纳并规定松果菊苷的含量不低于0.3%。

（二）环烯醚萜类

目前共分离得到10个，分别为6-deoxycatalpol，8-epiloganic acid，京尼平酸（geniposidic acid），gluroside，leonuride，mussaenosidic acid，环烯醚萜成分苁蓉氯素（cistachlorin）、苁蓉素（cistanin），环烯醚萜苷类bartsioside，8-epideoxyloganic acid。其中后四种为肉苁蓉所独有的成分。

（三）木脂素类及苷类化合物

目前，从肉苁蓉属植物中分离得到了2个木脂素（lignan）和14个木脂素苷（lignin glycoside）。其中7个是新木脂素苷，1个是芳香四氢萘类木脂素苷，其他的都是双四氢呋喃型木质素。（＋）-pinoresinol，liriodendrin，（＋）-syringaresinol-O-β-D-glucopyranoside。其中（＋）-pinoresinol为肉苁蓉特有的成分。

（四）多糖及其衍生物

20世纪90年代，对肉苁蓉属植物多糖的研究主要集中分离纯化及对其单糖组成

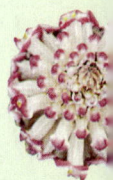

的分析方面，随着分离手段、分离技术及现代波谱技术的的发展，为肉苁蓉属植物多糖类化合物结构的精确鉴定奠定了基础。目前，主要对肉苁蓉中多糖类成分进行研究，分离得到了13个多糖类成分，但对该属其他植物多糖类成分研究较少。多糖提取分离和含量测定的方法大多以乙醇为溶剂，利用回流提取法提取多糖，苯酚硫酸法测定多糖含量。孙萍等采用微波技术从肉苁蓉中提取多糖，并对其含量进行了测定，结果表明反应时间缩短，提取效率提高，说明微波技术在多糖提取方面有很大潜力。李艳等首次运用超声技术从肉苁蓉中提取出多糖，并对其含量进行了测定，提取时间大大缩短。玄国东等选用提取时间、温度、固液比3个反应因素作为研究对象，以多糖提取率为考察指标，通过响应面分析方法优化肉苁蓉多糖的提取工艺条件。结果表明，提取时间193.0分钟、温度94.59℃、固液比10.89，多糖提取率的理论值为85.5%。鲍忠等用HPLC分离，蒸发光散射检测器（ELSD）检测苁蓉中通便有效成分半乳糖醇的含量，采用Previal Carbohydrate ES聚合凝胶柱（250nm×4.6mm，5μm），流动相为乙腈-水（77∶23），流速为0.7ml/min，柱温为25℃，检测器漂移管温度为40℃，气体压力为240kPa测定半乳糖醇的含量，含量最高可达10%。该方法简便、准确，可作为检测肉苁蓉中半乳糖醇的常用方法。

（五）甜菜碱

甜菜碱是一种季铵型水溶性生物碱，常用含量测定方法有比色法、薄层色谱扫描法和重量法等，但随着HPLC技术的普及，HPLC法已逐渐成为其含量测定的首选方法。龚立冬等利用HPLC-蒸发光散射法成功地建立了测定肉苁蓉中甜菜碱的含量。

方法采用Waters Sphiersorb S5 NH$_2$色谱柱（250nm×4.6mm，5μm），柱温25℃，流动相为0.1%（体积分数）三氟乙酸水溶液–甲醇（体积比为15∶85），流速0.6ml/min。蒸发光散射检测器参数为漂移管温度90℃，喷雾器温度45℃，载气（氮气）压力101kPa。该法具有良好的线性关系，可以作为甜菜碱的含量测定方法。同时研究发现管花肉苁蓉不含甜菜碱，因此可以将甜菜碱作为标志物质来鉴别正品肉苁蓉和管花肉苁蓉。

（六）其他类化合物

肉苁蓉中还含有酚苷、单萜苷、生物碱、糖类、糖醇、甾醇等成分。薛德钧从管花肉苁蓉中分得β–谷甾醇、D–甘露醇、D–葡萄糖、D–果糖、胡萝卜苷、琥珀酸等。徐朝晖从C. deserticola中分离出10个化合物：苁蓉素、梓醇、丁香苷、红景天苷、2，5–二氧–4–咪唑烷–氨基甲酸、甘露醇、硬脂酸、β–谷甾醇、胡萝卜苷、甜菜碱。陈晓东等还分析了其中所含的Ca、Mg、Zn、Cu、Mo、Po和P，其中Fe、Cu、Zn、Mn的含量比一般中药高。白英等通过Sephadex–G100柱层析分级得到2个级分。经HPLC测定，肉苁蓉提取液中以甘露糖为主，还包含有鼠李糖和蔗糖以及一些低聚合糖。

二、药理作用

肉苁蓉为著名的补益中药，具有补肾阳、益精血、润肠通便的功效，传统用于

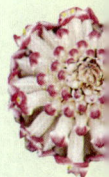

肾阳不足、经血亏虚、阳痿不孕、腰膝酸软、筋骨无力、肠燥便秘。现代研究表明，肉苁蓉具有提高性功能、抗衰老、提高学习记忆能力、抗老年痴呆症和帕金森病、抗疲劳、保肝、通便等多方面的作用。随着人民生活水平的提高和健康意识的增强，以及肉苁蓉的保健功能逐渐被人们认识，肉苁蓉作为保健产品的需求量迅猛增长，同时，人们也开始购买肉苁蓉药材或饮片，用于家庭自我保健和方便百姓自我保健。

（一）调节免疫功能作用

日本学者木下刚等对14种产地及来源明确的中药中的多糖成分进行了一系列免疫功能的研究，当肉苁蓉多糖给药剂量为每只800μg/ml时，血清溶血素值为49±3.4。给予同样剂量的阳性对照药酵母多糖时，溶血素值为46±6.3，给药剂量每只200μg/ml时，肉苁蓉多糖的血清溶血素为30±1.0，而同样剂量的酵母多糖的溶血素值为25±2.0。在嗜异抗原反应实验中，给豚鼠静脉注射作为溶血素的家兔血清时，空白对照组首先出现立毛、搔鼻、呼吸急促症状，接着便出现呼吸困难，痉挛直至死亡，而给予肉苁蓉多糖时，以上症状大大的减轻，给药组死亡率为3/5，空白组的生存时间为23.8分钟，给药组为47.6分钟，注射溶血素前，空白组和给药组的补体价（CH50）分别为212和228，注射后分别为134和208，由此可以得出苁蓉多糖不仅能使动物存活时间延长，减少死亡，而且能够明显的抑制CH50的降低。在抗癌实验中肉苁蓉多糖能够明显的延长接种腹水型肉瘤S180癌细胞小鼠的生存期，当给药剂量为100μg/kg时，生存期为256天，而空白组仅为210天。B细胞能分泌多种抗体，是体液免疫的主要细胞，经绵羊红细胞免疫后的小鼠，其B淋巴细胞就可以合成和分泌抗绵羊红细胞抗体——溶血素，也称抗体分泌细胞（PFC）。在木下刚等人的溶血空白实验中当药物剂量为50 μg/kg和200 μg/kg时，小鼠脾细胞的抗SRBC抗体分泌细胞数和空白组的1.876相比，分别为2.970和2.957，表明苁蓉多糖能促进正常小鼠B淋巴细胞的分泌和合成PFC，从而增强了小鼠体液的免疫功能。

（二）强壮、壮阳作用

肉苁蓉是名贵的补药，具有补肾、壮阳、强肝肾益精气等作用。研究发现肉苁蓉中起补肾壮阳的有效成分是苯乙醇苷类成分，如松果菊苷、洋丁香酚苷类等。它主要通过两种途径起作用：其一，增强下丘脑-垂体-肾上腺功能，促进体内相关递质和激素的释放，提高性欲；其二，抗疲劳、提高身体机能作用。肉苁蓉的补肾作用与一般补肾药如淫羊藿、巴戟天等不同，肉苁蓉补肾而不伤阴，长期服用一般不会出现上火、口干等症状，故《本草纲目》谓其"补而不竣，故有从容之号"，其意为从容补肾。肉苁蓉补肾男女皆宜，故其既可治疗男子阳痿，也可治疗女子不孕。由于肉苁蓉确切的补益作用，成为历代医家处方中最常用的补益药之一。试验结果表明，动物在较长时期使用皮质激素的同时，加用补肾壮阳的中药肉苁蓉醇提物，可防止单用激素所引起的肾上腺皮质萎缩。肉苁蓉醇提物对肾功能有一定的保护作用。肉苁蓉类助阳药对动羟基脲所致"阳虚"动物DNA合成率有增加作用，对动物阳虚症有明显强壮作用和治疗作用。

华中键等人以大鼠"肾阳虚模型"血清LDH同工酶的活力为观察指标，从调节机体糖代谢的角度对补肾壮阳药肉苁蓉进行考察。实验结果表明：用醋酸氢化可的

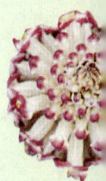

松造成的"肾阳虚"组，LDH2～4活力明显增加，而LDH5的活力明显下降，用药后可使阳虚动物低下的LDH5和增高的LDH4趋于正常，LDH同工酶在机体糖代谢中起着重要的作用，故通过"肾阳虚"模型LDH同工酶的变化，可反应补肾药能调整和改善肾阳虚机体的糖代谢。刘福春等人以3H-Tdr体内掺入DNA的方法，测定"肾阳虚"动物模型的DNA合成率，考察肉苁蓉对阳虚动物脱氧核糖核酸合成率的作用。根据实验结果：空白组的DNA合成率为11 560，阳虚组为5600，而给药组则为9900，说明肉苁蓉能显著提高"阳虚"小鼠的DNA合成率。通过调整"阳虚"动物的核糖代谢而起到中医理论的"壮阳"作用。同时从动物外观观察，阳虚动物活动迟缓、萎靡、卷缩体、毛枯疏、皮肉松懈、尾巴发凉，个别小鼠呈片状脱毛等症状，而用强壮药的小鼠则和正常对照组一样体肥毛润，动作灵活，两者形成明显对照，在耐冻实验中，阳虚动物明显不耐寒，肉苁蓉不但能纠正羟基脲所致的"阳虚"动物的耐寒力，甚至超过了正常对照组。因此，可以认为肉苁蓉对动物阳虚病症有着明显的强壮和治疗作用。

（三）抗衰老作用

李巧如等在研究肉苁蓉的抗衰老作用时，发现将肉苁蓉95%的乙醇提取物给予小鼠后，能使小鼠体内的SOD活性明显增强，药物剂量在2.5～31.25g/kg范围内，均能显著增强小鼠红细胞内的SOD活性，同时作者还发现当培养基中含5%～10%的肉苁蓉时，能使果蝇的寿命明显延长。项平以家蚕幼虫期和毛虫生存期为观察指标，考察了肉苁蓉的抗衰老作用，发现肉苁蓉可延长家蚕的幼虫期和全虫的生存期。袁朝辉等人以黑腹果蝇为对象研究了肉苁蓉的抗衰老作用，结果表明：肉苁蓉也能明显延长黑腹果蝇的寿命，在5%肉苁蓉培养基中黑腹果蝇的半数死亡期比对照组长出84.2%（雌）、92.89%（雄），在10%肉苁蓉培养基中则为46.12%（雌）和95.43%（雄），从平均寿命看分别延长了48.92%（雌），52.9%（雄）和30.35%（雌），46.79%（雄），从实验结果可以看出，肉苁蓉的抗衰老作用对雄蝇作用明显优于对雌蝇的作用。

（四）抗氧化作用

王晓霞等人采用邻苯三酚自氧化，硫代巴比妥酶（TBA）和荧光法，分别测定小鼠心、肝、脑、肾组织中的SOD活性、MDA及脂褐质含量，用生理盐水为对照组和不同剂量的肉苁蓉总苷（GCS）组（每天灌胃62.5、125、250mg/kg）研究发现肉苁蓉的有效成分肉苁蓉总苷（GCS）能明显提高小鼠心、肝、脑、肾组织中自由基清除酶SOD活性，其中GCS（125mg/kg，250mg/kg）组能显著提高脑和肾组织中SOD的活性，作用敏感。250mg/kg时提高心和肝组织中SOD的活性，并显著降低各组织MDA及脂褐质含量。表明GCS能有效地提高机体组织抗氧化能力，防止组织脂质过氧化损伤。

（五）抗辐射作用

李琳琳等人用损伤组和治疗组小鼠对肉苁蓉中的有效成分肉苁蓉总苷（GCS）进行了研究，对比受60Co照射后小鼠红细胞内SOD活性及肝脏MDA含量的影响，实验表明损伤组较正常组红细胞内的SOD活性降低46.8%（$P < 0.01$），GCS 125，

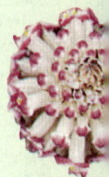

250mg/kg，治疗组分别较损伤组增加52.1%（$P<0.01$），损伤组肝脏MDA含量较正常组明显增加24.3%（$P<0.01$），各治疗组分别较损伤肝脏MDA含量明显降低18.4%，17.9%（P均<0.01），略高于正常组（$P>0.05$）。通过实验，GCS治疗组能明显促进受照射小鼠红细胞内SOD活性及脾脏核酸含量的恢复，抑制肝脏脂质过氧化物的形成。表明GCS对辐射后的小鼠有防护作用。通过组织形态学的比较也说明GCS可使受照射后损伤的肝脾组织结构恢复良好。

（六）心肌缺血的保护作用

毛新民等人采用结扎冠状动脉造成大鼠心肌缺血模型，研究了肉苁蓉总苷（GCS）对缺血心肌的保护作用。结扎冠状动脉后，心肌中SOD、CPK活性降低，MDA含量升高，心电图表现为S-T段升高，大鼠静脉给予GCS 5分钟后再结扎冠脉，结果GCS能明显改善缺血心电图，减少心肌梗死面积，提高心肌组织中的CPK活力，但对SOD和MDA无显著影响，提示GCS对缺血心肌有保护作用。GCS可提高缺血再灌注心肌SOD和硒谷胱甘肽过氧化物酶的活性，降低MDA含量，减轻心肌超微结构的损伤。

（七）提高学习记忆能力

研究肉苁蓉对提高学习记忆能力的作用所用的动物模型，包括正常的小鼠、东莨菪碱导致小鼠学习记忆获得障碍、亚硝酸钠导致小鼠学习记忆巩固障碍、乙醇导致小鼠学习记忆再现缺失的影响、缺血再灌注损伤导致血管性痴呆大鼠的记忆功能障碍、氢化可的松导致肾阳虚小鼠的学习记忆功能障碍，然后测定肉苁蓉总苷或其单体化合物对上述模型小鼠行为学指标的影响。结果发现，肉苁蓉总苷可减少水迷宫试验错误次数、延长跳台试验潜伏期、提高正确反应百分率、缩短到达终点时间等，表明肉苁蓉总苷具有提高学习记忆能力的作用。

（八）通便作用

吴波等报道荒漠肉苁蓉和管花肉苁蓉均具有通便润燥和温补肾阳的作用。肉苁蓉的水提液能显著提高小鼠小肠推进度，缩短小鼠排便时间，同时能明显抑制大肠水分吸收，分析其活性成分为无机盐类和亲水性胶质类多糖。徐文豪等人通过动物实验证实，肉苁蓉能引起大鼠胃底条和豚鼠回肠的收缩，并且这种收缩可被阿托品药物所抑制，这说明，拟胆碱活性与其通便作用有关。

（九）调节神经内分泌系统的作用

下丘脑是人体神经内分泌系统的调节和控制中心，肉苁蓉对下丘脑的老化有调整作用，并能改善阳虚动物的营养、体质量、耐力和抗寒力等，对阳虚患者具有明显的强壮作用和治疗作用。王德俊等用肉苁蓉水煎液对雄性小鼠灌胃2～3周，发现其能促进睾丸生精功能，改善附睾的微环境。何伟等测定肉苁蓉中的麦角甾苷和甜菜碱具有雄性激素作用，能显著增加去势大鼠精囊前列腺的重量，荒漠肉苁蓉还可减轻肾上腺的质量。陈亚琼发现肉苁蓉能促进垂体部分细胞增加，促进卵巢孕激素的分泌，还能增强性腺轴雌激素受体孕激素受体的表达，抑制卵巢和间质的白细胞介素–2受体的表达，表明肉苁蓉可能参与了大鼠神经分泌免疫网络调节机制。

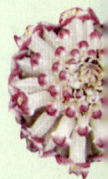

（十）增强体力和抗疲劳作用

韩春丽等用肉苁蓉1.5%水煎液给健康小鼠灌胃，记录游泳时间，结果肉苁蓉组显著高于对照组。同时测定小鼠负荷运动后血清肌酸激酶，肉苁蓉组上升幅度显著低于对照组，表明肉苁蓉可降低小鼠负荷运动后血清肌酸激酶升高幅度。对小鼠负荷运动后骨骼肌超微结构的观察，细胞膜通透性维持正常，肌纤维结构未见明显损伤。这都证实肉苁蓉具有增强体力和抗疲劳作用。

（十一）保护肝脏作用

日本学者大仓多美子发现肉苁蓉水煎液及提取物能明显抑制由CCl_4诱导的GOT、GPT升高倾向，有防止CCl_4所致的肝中毒作用。赵锡安等通过肉苁蓉对负荷运动小鼠肝组织、糖原及乳酸脱氢酶同工酶（LDH）活性的影响，表明肉苁蓉可增加负荷运动小鼠肝糖原含量，降低LDH5同工酶活性，对肝脏具有保护作用。

（十二）其他作用

肉苁蓉能增强败血症大鼠线粒体能量代谢，减轻败血症肝损伤，降低败血症大鼠死亡率的功能。肉苁蓉多糖具有明显的促进成纤维细胞的生长作用，此外，肉苁蓉苷类化合物还有镇静作用的报道。

三、应用

肉苁蓉味甘咸，性温质润多液，归肾、大肠经。有益精血、润肠通便之功效，为阴阳两补之品。常用于治疗男子阳痿，女子不孕，腰膝冷痛，便秘等症。祖国医学在用肉苁蓉治疗脑功能障碍性疾病方面积累了丰富的经验，《医新方》《圣慧方》《圣济总录》《本草拾遗》《千金要方》中记载有肉苁蓉丸、肉苁蓉米糊丸、肉苁蓉散、肉苁蓉粥、肉苁蓉塘、金锁正元丹等补肾益髓，健脑益智方治疗该类疾病。用还少丹、归脾汤、金匮肾气丸、聪愚汤等复方治疗老年性痴呆、增强记忆力都有很好的疗效。徐永强等报道苁蓉通便口服液在混合痔术后应用能减少并发症，有利于创口修复。临床上应用兴阳丸治疗肾虚性阳痿，应用五子衍宗丸治疗男子不育症，调补肝肾治疗不孕症，由肉苁蓉组成的复方被广泛应用于治疗老年习惯性便秘。讷志芳用肉苁蓉复方制剂治疗产后尿潴留，收效甚好。此外，还应用含肉苁蓉的药物治疗老年多尿症、糖尿病、耳聋、动脉赫依症及男性性欲低下等。目前，北京大学中医药现代研究中心和杭州杏辉天力药业有限公司联合开发的国家二类新药"苁蓉总苷胶囊"正在进行二期临床实验；新疆地区以肉苁蓉为主要成分的产品有"红芸口服液""杞芸口服液"等；魏青等研制的中药蜜丸"苁蓉四倍丸"，薛德钧等以肉苁蓉提取物制成的冲剂等能显著改善人体的衰老特征，恢复肾虚中老年人的精力和体力，都具有较好的延缓衰老作用。

（一）肉苁蓉单方及其方法

1. 肉苁蓉汤

取肉苁蓉饮片6～10g，用水快速冲洗干净，置于砂锅或者不锈钢锅内，加水200ml，煎煮至沸腾，再文火微沸煎煮30分钟，滤出药液；药渣再加水200ml，煎煮

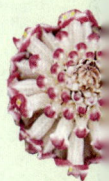

至沸腾，再文火微沸煎煮30分钟，滤出药液；合并药液，一日分三次服下。

功能主治：补肾阳，益精血，安神益智，润肠通便。用于肾阳不足，精血亏虚，阳痿不孕，疲劳过度，腰膝酸软，筋骨无力，失眠健忘，老年痴呆，免疫力低下，肠燥便秘。用于便秘者，日用量可以增加到15g。

2. 肉苁蓉酒

方法一：取肉苁蓉饮片100g，加50°左右白酒500ml，浸泡一周，即可饮用。每日晚餐时服用20～50ml。酒尽后，再加50°左右白酒500ml，浸泡一周，又可饮用。

方法二：取鲜的肉苁蓉300g，洗干净，削去外皮，切成丝，加60°以上的白酒500ml，浸泡一周，即可饮用。每日晚餐时服用20～50ml，酒尽，再加50°左右白酒500ml，浸泡一周，又可饮用。

功能主治：补肾阳，益精血，安神益智。用于肾阳不足，精血亏虚，阳痿，疲劳过度，腰膝酸软，筋骨无力，免疫力低下，失眠健忘，老年痴呆。

3. 肉苁蓉丸

取肉苁蓉饮片100g，用水快速淋洗干净，晾干或置干燥箱中60℃以下烘干，粉碎，过120目筛，加炼蜜适量，制成1000丸，干燥，即得。一日三次，每次服用10～20丸。

功能主治：补肾阳，益精血，安神益智，润肠通便。用于肾阳不足，精血亏虚，阳痿不孕，疲劳过度，腰膝酸软，筋骨无力，失眠健忘，老年痴呆，免疫力低下，肠燥便秘。

（二）肉苁蓉中成药及保健品

已研发上市有治疗阿尔茨海默病的中成药苁蓉总苷胶囊、复方苁蓉益智胶囊、肉苁蓉胶囊、肉苁蓉芸口服液、肉苁蓉通便口服片以及肉苁蓉滋补药酒、肉苁蓉保健茶、肉苁蓉养生液、肉苁蓉饮料、肉苁蓉烟等药品和保健品。

（三）肉苁蓉药膳

1. 菜类

（1）苁蓉　取鲜肉苁蓉300g，洗净，去外皮，切丝，入沸水烫2～3分钟，捞出，备用。取少量食用油，在锅中烧热，加干辣椒炸至焦黄，倒出，备用。取肉苁蓉丝，加适量青辣椒丝、食盐、味精，浇上干辣椒油，拌匀，即得。肉苁蓉有一定的苦味，也可加入一半土豆丝，稀释苦味，味道更佳。功能主治：补肾阳，补益气血，抗疲劳，润肠通便。

（2）清炒苁蓉片　取鲜肉苁蓉300g，洗净，去外皮，切片，入沸水烫2～3分钟，捞出，备用。取少量食用油，在锅中烧热，加入肉苁蓉片及其他辅助蔬菜（如青椒、辣椒、蒜苗等），炒熟，再加入适量的食盐、味精，炒匀，即可。功能主治：温补肾阳，补益气血，抗疲劳，提高免疫力，安神益智。

（3）苁蓉炖羊肉　取鲜肉苁蓉50g，洗净，去外皮，切片，或取肉苁蓉饮片10g，洗净，备用。取鲜羊肉300～500g，入炖锅中，加入肉苁蓉片，再加入适量的枸杞子、大枣、生姜、八角茴香、桂皮、孜然、香叶等辅料和水，大火煮沸，再文火炖30分钟至熟透，即得。功能主治：大补肾阳，强筋健骨，抗疲劳，提高免疫力。

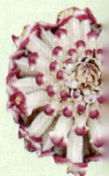

101

2. 煲汤类

（1）苁蓉灵芝老鸭汤　取肉苁蓉饮片、灵芝、黄芪、枸杞子各10g，快速淋洗干净，备用。取处理干净的老鸭1只，将肉苁蓉、灵芝、黄芪、枸杞子及适量的生姜、葱塞入老鸭腹腔，置砂锅中，根据需要，加入笋干、香菇、黄花菜干等素菜干，加适量黄酒，再加水，先用大火烧开，沸腾2～3分钟，去除上面漂浮的泡沫，再文火慢炖约60分钟，加适量食盐、味精，即得。功能主治：补益肝肾，安神益智，抗疲劳，提高免疫。

（2）苁蓉甲鱼养生汤　取肉苁蓉饮片15g，黄芪、党参、枸杞子、大枣各10g，快速淋洗干净，备用。取处理干净的甲鱼1只，切块，置砂锅中，加入肉苁蓉、黄芪、党参、枸杞子、大枣及适量的生姜、葱和黄酒，加水，先用大火烧开，沸腾2～3分钟，再文火慢炖约60分钟，加适量食盐、味精，即得。功能主治：补肾阳，益精气，抗疲劳，延年益寿。

（3）苁蓉鹿鞭补肾汤　取肉苁蓉饮片15g，淫羊藿5g，肉桂、枸杞子、大枣各10g，快速淋洗干净，备用。取鹿鞭1条，切小段，置砂锅中，加入肉苁蓉、淫羊藿、肉桂、枸杞子、大枣及适量的生姜、葱和黄酒，再加水，先用大火烧开，沸腾2～3分钟，再文火慢炖约60分钟，加适量食盐、味精，即得。功能主治：大补肾阳，抗疲劳，强筋健骨。

3. 药粥类

（1）鲜苁蓉粥　取鲜肉苁蓉100g，洗净，去皮，切成小粒，加入洗净的大米或糯米100～150g，加水，先大火烧开，再文火慢熬至粥成。功能主治：补肾阳，强筋骨，润肠通便。尤其适合于老年肾虚或便秘患者。

（2）鲜苁蓉山药粥 取鲜肉苁蓉、鲜山药各50g，洗净，去皮，切成小粒，加入洗净的粳米或糯米100～150g，加水，先大火烧开，再文火慢熬至粥成。功能主治：补肾阳，健脾胃，润肠通便。

（3）苁蓉粥 取肉苁蓉饮片15g，快速洗净，蒸或焖至软，切成小粒，加入洗净的大米或糯米100～150g，加水，先大火烧开，再文火慢熬至粥成。功能主治：补肾阳，强筋骨，润肠通便。

（4）苁蓉八宝粥 取肉苁蓉饮片10g，快速洗净，蒸或焖至软，切成小粒，备用。取莲子、桂圆肉、核桃仁、枸杞子、大枣、白扁豆各10g，糯米100g，净洗，加水，先大火烧开，再文火慢熬至粥成。功能主治：补肾阳，健脾胃，益气血，延年益寿。老年人服之尤佳。

（5）鲜苁蓉鸡丝粥 取鲜肉苁蓉50g，洗净，去皮，切成小粒，备用。取鸡胸脯肉，顺着纤维切成小块，置锅中加水煮熟，捞出，鸡汤备用；鸡肉撕裂成丝，备用。取糯米100g，净洗后置锅中，加入肉苁蓉、鸡肉、鸡汤和水，先大火烧开，再文火慢熬至粥成，加入适量食盐和味精，即得。功能主治：补肾阳，益气血，抗疲劳。

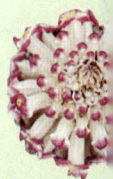

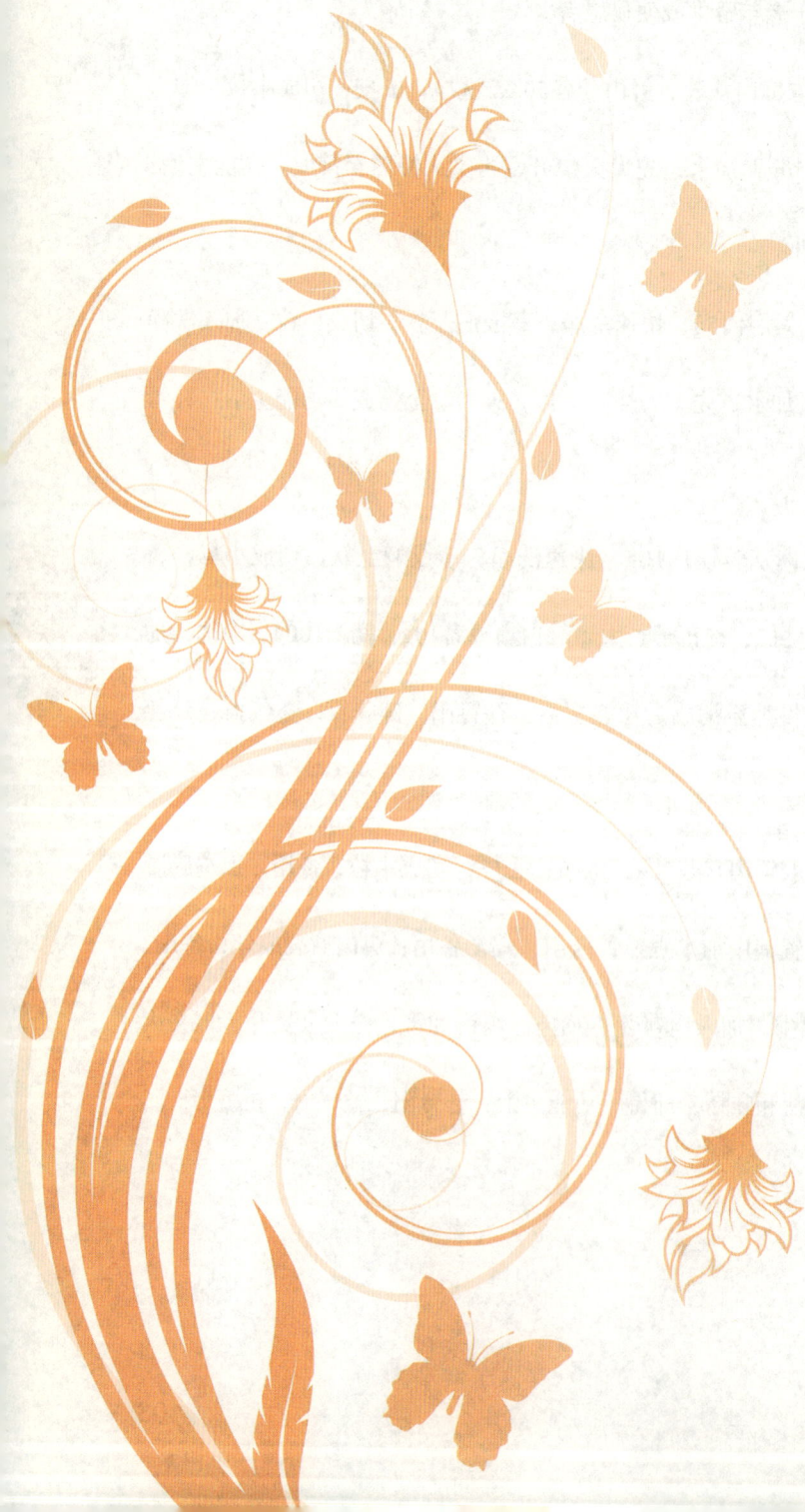

参考文献

［1］国家药典委员会. 中华人民共和国药典：一部［S］. 北京：中国医药科技出版社，2015：135.

［2］《中国植物志》编辑委员会. 中国植物志：第69卷［M］. 北京：科学出版社，1990：83.

［3］蔡少青，李胜华. 常用中药材品种整理和质量研究：第四册［M］. 北京：北京医科大学出版社，2001：9-10.

［4］林瑞超. 中国药材标准名录［M］. 北京：科学出版社，2011：182.

［5］中国药材公司. 中国中药区划［M］. 北京：科学出版社，1995：114-117.

［6］中国药材公司. 中国中药资源［M］. 北京：科学出版社，1995：220.

［7］陈士林. 中国药材产地生态适宜性区划［M］. 北京：科学出版社，2011：397-402.

［8］赵汝能. 甘肃中草药资源志：上册［M］. 兰州：甘肃科学技术版社，2004：919-923.

［9］屠鹏飞，郭玉海. 荒漠肉苁蓉及其寄主梭梭栽培技术［M］. 北京：科学出版社，2016：121-135.

［10］屠鹏飞，郭玉海. 管花肉苁蓉及其寄主柽柳栽培技术［M］. 北京：科学出版社，2016：120-135.

［11］屠鹏飞，郭玉海. 荒漠苁蓉栽培技术手册［M］. 北京：科学出版社，2016：85-102.

［12］朱田田. 甘肃道地中药材实用栽培技术［M］. 兰州：甘肃科学技术出版社，2016：107-112.

［13］彭芳，徐荣，徐常青，等. 肉苁蓉药用及其食疗历史考证［J］. 中国药学杂志，2017，52（5）：377-383.

［14］屠鹏飞，姜勇，郭玉海，等. 肉苁蓉研究及其产业发展［J］. 中国药学杂志，2011，46（12）：882-887.

［15］马琴，曹瑞. 内蒙古肉苁蓉属肉苁蓉一新变种——扇形肉苁蓉［J］. 西北植物学报，2011，31（3）：639-641.

［16］屠鹏飞，何燕萍，楼之岑. 中国宁夏产盐生肉苁蓉一新变种［J］. 植物研究，1994，14（1）：32-34.

［17］屠鹏飞，何燕萍，楼之岑. 肉苁蓉类药源调查与资源保护［J］. 中草药，1994，25（4）：205-208.

［18］张志耘. 中国列当科的研究（一）［J］. 植物研究，1984，4（4）：111-119.

［19］马德滋，段金廒. 宁夏肉苁蓉属一新种［J］. 西北植物学报，1993，13（1）：75-76.

［20］屠鹏飞，姜勇，郭玉海，等. 发展肉苁蓉生态产业 推进西部荒漠地区生态文明［J］. 中国现代中药，2015，17（4）：297-301.

［21］戴志东. 肉苁蓉及其混淆品盐生肉苁蓉的鉴别［J］. 中药材，1994，17（6）：26.

［22］李佳蔚，周婉，李俊松. 《中华人民共和国药典》中肉苁蓉的基源考证［J］. 中华中医药学刊，2014（7）：1756-1760.

［23］张志耘. 国产列当科肉苁蓉属的分类学研究［J］. 药学实践杂志，2000，18（5）：336-337.

［24］屠鹏飞，何燕萍，楼之岑. 肉苁蓉的本草考证［J］. 中国中药杂志，1994，19（1）.

［25］屠鹏飞，陈庆亮，姜勇，等. 管花肉苁蓉及其寄主柽柳栽培技术［J］. 中国现代中药，2015，17（4）：349-358.

［26］谢静霞，潘伯荣. "沙漠人参"肉苁蓉研究概况［J］. 中国医学生物技术应用，2003（3）：15-20.

［27］盛晋华，翟志席，杨太新，等. 肉苁蓉寄生生物学的研究［J］. 中国农业科技导报，2004，6（1）：57-62.

［28］乔学义，王华磊，郭玉海. 肉苁蓉种子发芽条件研究［J］. 中国中药杂志，2007，32（18）：1848-1850.

［29］田海舟，赵忠久，周新合，等. 管花肉苁蓉生物学特性的研究［J］. 新疆林业，2004，4：46.

［30］田海舟，赵忠久，周新合，等. 管花肉苁蓉生物学特性研究［J］. 新疆农业科技，2004，5：34-35.

［31］郑雷，吴艳，崔旭盛，等. 肉苁蓉蒴果与种子发育研究［J］. 中国农业大学学报，2013，18（3）：68-72.

［32］陈君，谢彩香，陈士林，等. 濒危药材肉苁蓉产地适宜性数值分析［J］. 中国中药杂志，2007，32（14）：1396-1401.

［33］成喜雨，郭斌，倪文，等. 肉苁蓉研究进展［J］. 天然产物研究与开发，2005，17（2）：235-241.

［34］刘国库，屠鹏飞，杨太新，等. 管花肉苁蓉的生物学研究进展［J］. 中国现代中药，2015，17（4）：399-405.

［35］汤小蕾，孙平飞. 管花肉苁蓉的研究进展［J］. 中医药导报，2009，15（5）：101-104.

［36］苗中芹. 管花肉苁蓉幼苗发育研究［D］. 北京：中国农业大学，2014.

［37］周晓芳. 寄生药用植物肉苁蓉及其寄主梭梭生物学特性的研究［D］. 呼和浩特：内蒙古农业大学，2007.

［38］高波. 管花肉苁蓉种子萌发及其寄主柽柳生物学特性的研究［D］. 呼和浩特：内蒙古农业大学，2008.

［39］王华磊，杨太新，杨重军，等. 管花肉苁蓉种子萌发和寄生过程的形态学研究［J］. 中国中药杂志，2005，30（23）：1812-1814.

［40］巴哈尔古丽·阿尤甫，徐业勇，郭泉水，等. 管花肉苁蓉资源、贸易与人工培植的调查与分析［J］. 中国野生植物资源，2013，32（2）：47-50.

［41］谢彩香，董梁，陈君，等. 管花肉苁蓉产地适宜性之再分析［C］. 肉苁蓉暨沙生药用植物学术研讨会，2011：891-895.

［42］盛晋华，翟志席，郭玉海. 荒漠肉苁蓉种子萌发与吸器形成的形态学研究［J］. 中草药，2004，35（9）：1047-1049.

［43］盛晋华，张雄杰，刘宏义，等. 肉苁蓉种子后熟阶段内源激素含量变化［J］. 种子，2006，25（4）：1-7.

［44］盛晋华，张雄杰，刘宏义，等. 层积对肉苁蓉种子后熟作用的研究［J］. 中国种业，2006，3：23-24.

［45］崔旭盛. 梭梭物质生产和梭梭-肉苁蓉间物质分配调节研究［D］. 北京：中国农业大学，2014.

［46］郑雷. 肉苁蓉种子产量和质量形成及调控研究［D］. 北京：中国农业大学，2015.

［47］苗中芹. 管花肉苁蓉幼苗发育研究［D］. 北京：中国农业大学，2014.

［48］徐荣，陈君，周峰，等. 层积处理对肉苁蓉种子形态的影响［J］. 种子，2010，29（3）：23-25.

［49］马东明，徐淑莲，翟志席，等. 寄生药用植物管花肉苁蓉种子的离体萌发与吸器形成的形态学研究［J］. 植物学通报，2005，22（1）：39-43.

［50］杨海红. 肉苁蓉的特性及人工种植技术［J］. 中国园艺文摘，2014，4：225-226.

［51］李振华，王艳芳，伊勒泰，等. 阿拉善地区荒漠肉苁蓉生态适宜性区划研究［J］. 中国中药杂志，2015，40（5）：785-792.

［52］陈君，谢彩香，陈士林，等. 管花肉苁蓉产地适宜性数值分析［J］. 中国中药杂志，2008，33（5）：8496-501.

［53］王程. 肉苁蓉种子的采收、晾晒与贮存［J］. 新疆林业，2007，3：45.

［54］郑雷，崔旭盛，吴艳，等. 梭梭树龄与肉苁蓉种子产量关系的研究［J］. 中国农业大学学报，2013，18（2）：100-104.

［55］闫妍，郭玉海. 管花肉苁蓉花序不同部位种子质量与有效积温的关系［J］. 中国农学通报，2009，25（09）：70-73.

［56］雒树青，张雄杰，盛晋华. 不同授粉方式和花序不同部位肉苁蓉种子质量的比较研究［J］. 科技导报，2008，26（14）：88-92.

［57］崔旭盛，郑雷，郭玉海，等. 肉苁蓉花序长度与种子产量和质量的关系研究［J］. 中国种业，2011，6：54-55.

［58］陈君，刘同宁，程惠珍，等. 肉苁蓉传粉特性研究［J］. 中国中药杂志，2003，28（6）：504-506.

［59］郑雷，崔旭盛，吴艳，等. 打顶对肉苁蓉种子产量和质量的影响研究［J］. 种子，2013，32（1）：9-11.

［60］郑雷，王信宏，谢秋霖，等. 肉苁蓉寄生数目对肉苁蓉种子产量和质量的影响［J］. 中国农业大学学报，2015，20（4）：42-47.

［61］徐荣，王霞，陈君. 肉苁蓉种子产量构成因子分析［J］. 中国农学通报，2010，26（10）：100-103.

［62］任国玲，梁生江. 甘肃河西荒漠区肉苁蓉人工栽培技术研究［J］. 陕西林业科技，2014（06）：123-124.

［63］谷彩梅，刘德旺，王增绘，等. 肉苁蓉种子质量评价及药材初加工研究［J］. 世界科学技术—中医药现代化，2017，19（2）：306-312.

［64］陈志伟，祝彼得，许惠玉. 肉苁蓉多糖对骨髓抑制性贫血小鼠造血调控的实验研究［J］. 中华中医药学刊，2007，25（7）：1473-1474.

［65］CHOI J G, MOON M, JEONG H U, et al. Cistanches herba enhances learning and memory by inducing nerve growth factor［J］. Behav Brain Res, 2011, 216：652-658.

［66］GENG X, TIAN X, TU P, et al. Neuroprotective effects of echinacoside in the mouse MPTP model of Parkinsons disease［J］. Eur J Pharmacol, 2007, 564: 66-74.

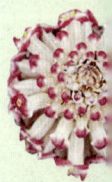

［67］尹刚，龚道恺，刘帮会，等. 肉苁蓉多糖对阿尔茨海默病大鼠学习记忆及脑组织胆碱能系统的影响［J］. 神经损伤与功能重建，2014，9（5）：426-427.

［68］黄林芳，李文涛，王冬梅，等. 基于UPLC-Q-TOF/MS技术研究酒苁蓉增效的物质基础［J］. 中草药，2013，44（24）：3471-3475.

［69］屠鹏飞，王玢，张正高，等. 肉苁蓉类生药中苯乙醇甙类成分的RP-HPLC分析［J］. 药学学报，1997，32（4）：294.

［70］屠鹏飞，齐学兵，姜勇，等. 提高松果菊苷含量的肉苁蓉药材的加工方法：200410048303.7［P］. 2005-12-21.

［71］蔡鸿，鲍忠，姜勇，等. 鲜管花肉苁蓉加工工艺［J］. 中国中药杂志，2007，32（13）：1289-1291.

［72］张小凤. 肉苁蓉的加工技术［J］. 农村百事通，2012，8：27-29.

［73］庞金虎，盛晋华，张雄杰. 生长年限和采收季节对肉苁蓉中有效成分的影响［J］. 中国民族医药杂志，2013，1：33-34.

［74］彭芳，徐荣，王夏，等. 肉苁蓉属药材加工炮制研究进展［J］. 中国现代中药，2015，17（4）：406-412.

［75］屠鹏飞，陈庆亮，姜勇，等. 管花肉苁蓉及其寄主柽柳栽培技术［J］. 中国现代中药，2015，17（4）：349-358.

［76］朱玉萍. 红柳肉苁蓉人工栽培技术总结［J］. 甘肃林业，2016，2：40-41.

［77］阿依吐兰汗·嘎依提. 管花肉苁蓉高产栽培技术［J］. 西北园艺，2017，1：39-40.

［78］崔旭盛，杜友，冯坚冰，等. 新疆和田地区管花肉苁蓉生产技术标准操作规程（SOP）［J］. 中国现代中药，2012，14（6）：31-34.

［79］崔旭盛，郑雷，袁野，等. 磴口县肉苁蓉生产技术标准操作规程［J］. 中国现代中药，2012，14（2）：37-39.

［80］王宏国，杜友，崔旭盛，等. 大棚设施栽培对管花肉苁蓉接种及生长的影响［J］. 中国农学通报，2012，28（34）：279-283.

［81］杨新民，王峰，张余鹏. 红柳管花肉苁蓉滴灌种植技术［J］. 新疆中草药，2010，4：54-55.

［82］崔旭盛，郑雷，袁野，等. 磴口县肉苁蓉生产技术标准操作规程［J］. 中国现代中药，2012，14（2）：37-39.

［83］王宏国，郭玉海. 肉苁蓉栽培技术研究进展［J］. 北方园艺，2012，1：183-187.

［84］郭玉海，翟志席，杨太新，等. 华北平原管花肉苁蓉起垄—覆膜栽培术研究［C］. 北京：中国作物学会，2005.

［85］杨太新，王华磊，王长林，等. 华北平原管花肉苁蓉引种试验研究［J］. 中国农业大学学报，2005，10（1）：27-29.

［86］邱进强. 梭梭人工接种肉苁蓉新技术［J］. 甘肃林业，2008，6：37-38.

［87］孙得祥. 民勤沙区梭梭人工接种肉苁蓉栽培技术［J］. 甘肃林业科技，2010，35（2）：60-62.

［88］陶海璇. 民勤县人工栽培肉苁蓉稳产高产途径浅析［J］. 甘肃科技, 2010, 26（16）: 163-164.

［89］杨太新, 王华磊, 王长林, 等. 管花肉苁蓉田间接种技术的研究［J］. 中国中药杂志, 2005, 30（7）: 488-490.

［90］屠鹏飞, 何燕萍, 楼之岑. 肉苁蓉的本草考证［J］. 中国中药杂志, 1994, 19（1）: 3-5.

［91］宋平顺, 丁永辉. 肉苁蓉的本草学研究［J］. 甘肃中医, 1996, 9（3）: 41-42.

［92］黄奭. 神农本草经［M］. 北京: 中国古籍出版社, 1982, 72.

［93］陶弘景. 名医别录［M］. 尚志钧, 辑校. 北京: 人民卫生出版社, 1986: 51.

［94］吴普. 吴普本草［M］. 尚志钧, 等辑校. 北京: 人民卫生出版社, 1987: 25.

［95］陶弘景. 本草经集注［M］. 北京: 人民卫生出版社, 1994: 239.

［96］苏敬. 新修本草［M］. 尚志钧, 辑校. 合肥: 安徽科学技术出版社, 1981: 177.

［97］苏颂. 图经本草［M］. 胡乃长, 等辑注. 福州: 福建科学技术出版社, 1988: 112.

［98］唐慎微. 重修政和经史证类备用本草［M］. 北京: 人民卫生出版社, 1957: 179.

［99］寇宗奭. 本草衍义: 卷八［M］. 上海: 商务印书馆, 1957: 49.

［100］李时珍. 本草纲目: 第二册［M］. 北京: 中国书店, 1988: 109.

［101］黄宫绣. 本草求真［M］. 席与民, 等点校. 北京: 人民卫生出版社, 1987: 32.

［102］吴其濬. 植物名实图考［M］. 上海: 商务印书馆重排本, 1957: 157.

［103］吴其濬. 植物名实图考长编: 卷六［M］. 北京: 中华书局出版社, 1963: 40-43.

［104］陈嘉谟. 本草蒙筌［M］. 王淑明, 点校. 北京. 人民卫生出版社. 1988: 53.

［105］黄宫绣. 本草求真［M］. 席与民, 等点校. 北京: 人民卫生出版社, 1987: 43-44.

［106］张璐. 本草逢原: 第一卷［M］. 上海: 上海科学技术出版社, 1959: 59.

［107］张赞成. 本草概要［M］. 上海: 上海卫生出版社, 1956: 165-166.

［108］江苏新医学院. 中药大辞典: 上册［M］. 2版. 上海: 上海科学技术出版社, 2006: 1225-1227.

［109］郭炜. 肉苁蓉的古今应用概述［C］. 洛阳: 第六次临床中药学学术年会暨临床中药学学科建设经验交流会, 2013.

［110］何松春. 肉效蓉类中药的显微鉴定研究［J］. 内蒙古中医药, 2014, 9: 58-59.

［111］徐晓琴, 倪慧, 魏鸿雁, 等. 新疆地产三种肉苁蓉的显微鉴别研究［J］. 时珍国医国药, 2014, 24（4）: 881-883.

［112］陈燕祥. 几种常见中药混淆品种的鉴别［J］. 内蒙古中医药, 2014, 9: 58-59.

［113］顾秀琰, 王昕. 肉苁蓉及其混淆品种的原植物鉴别［J］. 西部中医药, 2013, 26（1）: 17-19.

［114］李雅丽, 蔡禄, 郝艳阳. 寄生药用植物肉欢蓉与锁阳的比较研究［J］. 中国现代药物应用, 2007, 1（6）: 33-34.

［115］张勉, 付晓丽, 王胜勇. 肉苁蓉类商品药材的数码显微鉴定［J］. 中药材, 2004, 27（6）: 400-402.

［116］张浩杰, 丁秀芳. 肉苁蓉及混淆品的鉴别［J］. 时珍国医国药, 2002, 13（3）: 183.

［117］黄敏, 柳刚. 肉苁蓉与其易混品锁阳的鉴别研究［J］. 湖北中医杂志, 2004, 26（6）: 54-55.

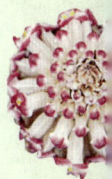

［118］张勇．肉苁蓉与混淆品锁阳比较鉴别［J］．时珍国医国药，2001，12（3）：227.

［119］郑红月，滕杰，王冰，等．草苁蓉的形态组织鉴定［J］．中药材，2001，24（8）：557-559.

［120］李俊松，姚仲青，俞明霞．肉苁蓉及其易混品鉴别研究［J］．时珍国医国药，2000，11（4）：317-318.

［121］朱山寅．肉苁蓉混淆品管花肉苁蓉的生药鉴定［J］．中药材，2001，24（1）：24-25.

［122］万鹏，荆雪梅，王苓．肉苁蓉与其伪品锁阳的鉴别［J］．时珍国医国药，1997，8（4）：332.

［123］何燕萍，尹哲沫，屠鹏飞，等．肉苁蓉类生药鉴定与商品调查［J］．中药材，1997，20（3）：117-122.

［124］田力．肉苁蓉伪品的鉴别［J］．中国药事，1994，8（4）：229.

［125］戴志东．肉苁蓉及其混淆品盐生肉苁蓉的鉴别［J］．中药材，1994，17（6）：26.

［126］钟世杰，王岩，李徽．新疆产四种肉苁蓉的红外光谱鉴别分析［J］．中药材，1992，15（6）：16-17.

［127］李水福，朱筱芬，叶爱莲．肉苁蓉与管花肉苁蓉的鉴别［J］．中药材，1991，14（2）：24-25.

［128］朱乃亮，徐荣，吴海峰，等．荒漠肉苁蓉和管花肉苁蓉指纹图谱比较研究［J］．中国药学杂志，2016，51（13）：1116-1119.

［129］王力伟，曹瑞，房永雨，等．UPLC-QQQMS法测定肉苁蓉中有效成分的含量［J］．中药材，2017，40（2）：295-300.

［130］杨太新，杜艳华，刘金娜，等．管花肉苁蓉不同生长时间和部位的有效成分含量分析［J］．时珍国医国药，2014，25（5）：1191-1193.

［131］杨太新，杜艳华，刘金娜，等．华北平原管花肉苁蓉中甘露醇含量的分析［J］．时珍国医国药，2013，24（1）：72-73.

［132］杨太新，杜艳华，刘金娜，等．华北平原管花肉苁蓉中多糖的含量分析［J］．时珍国医国药，2013，24（5）：1149-1150.

［133］袁彦．磴口地区肉苁蓉质量研究［J］．现代农业科技，2013（22）：62-64.

［134］刘友刚，徐荣，陈君，等．不同产地的肉苁蓉的高效液相色谱指纹图谱研究［C］．兰州：海峡两岸暨CSNR全国第10届中药及天然药物资源学术研讨会，2012.

［135］宋鹏，屠鹏飞．中药肉苁蓉质量控制及评价的研究进展［J］．北方药学，2011，8（2）：61-62，39.

［136］屠鹏飞，出山武，张正高，等．肉苁蓉类生药中苯乙醇苷类成分的RP-HPLC分析［J］．药学学报，1997，32（4）：294-300.

［137］谢洁娜，赵明波，吴凤筱．荒漠肉苁蓉的HPLC指纹图谱研究［J］．中草药，2005，36（2）：268-271.

［138］王长林，屠鹏飞，郭玉海，等．人工栽培管花肉苁蓉的化学成分分析［J］．中草药，2004，35（6）：676.

［139］MORIYA A，TU P F，KARASAWA D，et al. Pharmacognostical studies of Cistanchis herba（Ⅱ）［J］. Nat Med，1995，49（4）：383-85.

［140］徐文豪，邱声祥，沈连忠，等．肉苁蓉和盐生肉苁蓉成分和药理作用的比较［J］．中草药，1995，26（3）：143-146.

［141］张思巨，刘丽，于江泳，等．HPLC 同时测定肉苁蓉药材中松果菊苷和毛蕊花糖苷的含量［J］．中国药学杂志，2004，39（10）：740-741.

［142］张烜，李鑫，热娜·卡斯木，等．RP-HPLC 法测定不同寄主和不同产地肉苁蓉中松果菊苷和麦角甾苷的含量［J］．药物分析杂志，2003（23）：254-256.

［143］薛然．肉苁蓉成分的研究［J］．国际中医中药杂志，2005，27（4）：236-236

［144］吴晓春，史颖．肉苁蓉的研究与临床应用［J］．西部中医药，2007，20（12）：49-51.

［145］金秀莲，张庆荣．肉苁蓉化学成分研究进展［J］．中国中药杂志，1994，19（11）：695-697.

［146］赵新杰，夏华玲，王苏静．肉苁蓉的药理作用研究进展［J］．中国药业，2009，18（17）：77-79.

［147］屠鹏飞，何燕萍．栽培肉苁蓉的化学成分研究［J］．天然产物研究与开发，1997（2）：7-10.

［148］侯志华，常国文．肉苁蓉的药理学研究进展［J］．中国民族医药杂志，2003，9（4）：50-51.

［149］于芳．肉苁蓉的临床应用研究进展［J］．内蒙古医学杂志，2003，35（6）：535-536.

［150］张雷红，堵年生．肉苁蓉化学成分的研究概况［J］．中成药，2003，25（4）：323-327.

［151］王彦，张耀春，王立为．肉苁蓉化学成分及改善智力抗衰老研究［J］．中国药物应用与监测，2004，1（2）：8-11.

［152］徐荣，刘友刚，陈君，等．肉苁蓉主要有效成分分析方法的研究进展［C］．深圳：中华中医药学会药用植物化学与中药有效成分分析研讨会，2008.

［153］屠鹏飞，何燕萍．栽培肉苁蓉的化学成分研究［J］．天然产物研究与开发，1997（2）：7-10.

［154］李庆宝，杨来秀，高秀云，等．肉苁蓉药理作用研究进展［J］．内蒙古中医药，2001，20（4）：35-35.

［155］于芳．肉苁蓉的临床应用研究进展［J］．内蒙古医学杂志，2003，35（6）：535-536.

［156］李福香，徐敏，王键，等．肉苁蓉的药理学研究现状与展望［J］．安徽农学通报，2006，12（13）：92-93.

［157］吴晓春，史颖．肉苁蓉的研究与临床应用［J］．西部中医药，2007，20（12）：49-51.

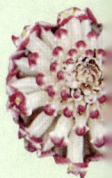